Verständliche Wissenschaft Band 32

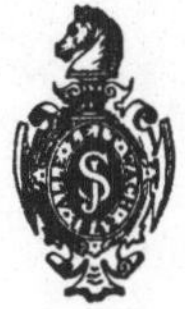

Hermann Giersberg

Hormone

4. neubearbeitete Auflage

Mit 49 Abbildungen

Springer-Verlag

Berlin · Heidelberg · New York 1972

Herausgeber der Naturwissenschaftlichen Abteilung:
Prof. Dr. Karl v. Frisch, München

Prof. Dr. Hermann Giersberg,
Zoologisches Institut der Universität Frankfurt/Main

ISBN-13:978-3-540-05586-0   e-ISBN-13:978-3-642-80648-3
DOI: 10.1007/978-3-642-80648-3

Umschlaggestaltung: W. Eisenschink, Heidelberg

Inhaltsverzeichnis

Quellennachweis der Abbildungen

Die Abbildungen sind, soweit es sich nicht um Originale handelt, folgenden Werken entnommen:

Berichte der Deutschen Botanischen Gesellschaft. Bd. 53. 1953. Verlag Gustav Fischer, Jena. Abb. 40.

Berichte der Deutschen Chemischen Gesellschaft. 1935. Verlag Chemie, Berlin. Abb. 41.

Claus-Grobben-Kühn: *Lehrbuch der Zoologie.* 10. Aufl. 1932 Verlag Julius Springer, Berlin und Wien. Abb. 22a, 28, 47.

Dürken, B.: *Lehrbuch der Experimentalzoologie.* 2. Aufl. 1928. Verlag Borntraeger, Berlin. Abb. 17, 19a u. b, 20a u. b.

Endokrinologie. Bd. 10. 1932. Verlag J. A. Barth, Leipzig. Abb. 23a u. b.

Ergebnisse der Biologie. Bd. 3. 1928. Verlag Julius Springer, Berlin, Abb. 16a, b, c.

Gerhart, U.: *Biologie* (Verständliche Wissenschaft. Bd. 22.) 1934. Verlag Julius Springer, Berlin. Abb. 38b.

Gorbman & Bern 1962, Textbock of Comp. Enocrin. Wiley New York. Abb. 36.

Handbuch der inneren Medizin. 2. Aufl., Bd. 4, Teil 2. W. Falta: *Die Erkrankungen der Blutdrüsen.* 1927. Verlag Julius Springer, Berlin. Abb. 18.

Hesse, R.: *Abstammungslehre und Darwinismus.* 1936. Verlag B. G. Teubner, Leipzig. Abb. 10a u. b.

Hesse, R., u. F. Doflein. *Tierbau und Tierleben.* Bd. 1. 1935. Verlag Gustav Fischer, Jena. Abb. 38a.

Highnam & Hill, Comp. Endocrin. of Intervertebrates. E. Arnold London 1969. Abb. 35.

Höber, R.: *Lehrbuch der Physiologie des Menschen.* 7. Aufl. 1934. Verlag Julius Springer, Berlin. Abb. 5.

Maetz, I.: Salt & Water. Met. in Perspectives in Endocrinology 1968 Ac. Press London & New York. Abb. 32.

Die Naturwissenschaften. Jg. 21. 1933. Verlag Julius Springer, Berlin. Abb. 43, 44.

Petersen, H.: *Histologie und mikroksopische Anatomie.* 1935. Verlag J. F. Bergmann, München. Abb. 25a u. b.

De Quervain, F., u. C. Wegelin: *Der endemische Kretinismus.* Pathologie u. Klinik in Einzeldarstellungen. Bd. VII. 1936. (Arbeit Koller.) Verlag Julius Springer, Berlin. Abb. 6.

Biological Reviews. Bd. 4. 1929. Cambrigde. Abb. 35.

Söding, H.: *Die Wuchsstofflehre.* 1952. Verlag Georg Thieme, Stuttgart. Abb. 39.

Trendelenburg, P.: *Die Hormone.* Hg. von O. Krayer. 2 Bde. 1929—34. Verlag Julius Springer, Berlin. Abb. 12, 31.

Verhandlungen der Deutschen Zoologischen Gesellschaft. 37. 1935. Verlag Akademische Verlagsges. Leipzig. Abb. 48.

Deutsche Medizinische Wochenschrift. Jg. 75. 1950. Verlag Georg Thieme, Stuttgart. Abb. 13.

Zondek, H.: *Hormone des Ovariums.* 2. Aufl. 1935. Verlag Julius Springer, Wien. Abb. 26.

I. Einleitung

Wenn ich mit der Hand an den heißen Ofen komme, werde ich sie unter Schmerzempfindungen äußerst schnell zurückziehen, und das ist gut für mich, denn dadurch werde ich vor weiteren Verbrennungen bewahrt. Man kann auch sagen, daß diese Handlung sinnvoll für meinen Körper, also biologisch richtig ist. Solche Handlungen einfachster Art können aber auch ohne jegliche mir bewußte Empfindung vor sich gehen. Jedermann ist bekannt, daß die Weite der Pupillen des Auges abhängig ist von der Lichtfülle, die das Auge trifft; in der Dämmerung öffnen sich die Pupillen, und am hellen Tageslicht ziehen sie sich zusammen, aber niemand empfindet etwas dabei, die Einstellung der Pupillenmuskeln geschieht auf den Lichtreiz hin, ohne daß sie uns zum Bewußtsein kommt und ohne daß wir mit unserem Willen irgendeinen Einfluß darauf nehmen könnten. Trotzdem ist sie genau so biologisch richtig wie nur irgendeine von uns genau bedachte Handlung, ja sie wird wohl meist biologisch richtiger sein, da sie mit großer Genauigkeit die Lichtfülle regelt, die der Augennetzhaut zuträglich ist. Wir nennen solche Vorgänge, solche Antworten einfachster Art auf bestimmte Reize der Außenwelt hin, Reflexbewegungen, und es ist sicher, daß sie in den meisten Fällen nützliche und sinnvolle Antworten auf die Außenreize darstellen. Das Nervensystem kann also offenbar dem Körper sinnvolle Weisungen geben, ohne daß in jedem Falle wir erst unseren Willen einschalten müßten, ja sogar ohne, daß uns überhaupt immer eine Empfindung des Vorganges bewußt werden müßte.

Autonomes oder Eingeweidenervensystem

Ja es gibt sogar einen großen Teil unseres Nervensystems, der ganz darauf eingestellt ist, vollkommen unabhängig vom Willen und unabhängig von Empfindungen rein für sich, „autonom", die entsprechende sinnvolle Antwort auf Reize zu vollziehen. Es sind das die Nerven, die unsere inneren Körperorgane versorgen. Herz, Niere, Leber, Darm, Blutgefäße erfüllen ihre Aufgabe und erfüllen sie gut, solange wir gesund sind, unter der Leitung dieser Eingeweidenerven, ohne daß wir uns dieser Arbeit bewußt würden und ohne daß wir die Möglichkeit hätten, mit unserem Willen auf diese Arbeit einzuwirken. Nur einzelne Menschen, wie die indischen Fakire, vermögen durch jahrelange Übung teilweise bewußten Einfluß auf ihr „autonomes" Nervensystem und ihre inneren Körperorgane zu nehmen. Aber das sind Ausnahmen. Sonst arbeitet dieses System unbewußt für uns, aber zu unserem Heil, es regelt die Vorgänge in unserem Inneren, es sorgt für Zusammenarbeit der Teile, für Regulation und Aufbau, für Ernährung, Atmung, Abscheidung unbrauchbarer Teile in unserem Körper, Vorgänge, die unumgänglich sind für die Erhaltung des Lebens.

Diese Erscheinungen der Regulation und des Auf- und Abbaus, der Beherrschung der körperlichen Vorgänge, die letzten Endes unfaßbar sind und an die Rätsel des Lebens selber reichen, mögen letztlich vorstellbar sein als eine Aufgabe eines Teils unseres Nervensystems, das wir doch, und mit Recht, als Beherrscher unseres Körpers aufzufassen gewohnt sind.

Sekretin

Wie steht es aber im folgenden Fall? Wenn die vorverdaute Speise aus dem Magen in den Dünndarm kommen soll, dann sorgt zunächst das Eingeweidenervensystem durch raschen Verschluß des Muskelringes am Ausgang des Magens zum Dünndarm dafür, daß jedesmal nur wenig des sauren Speisebreis in den Dünndarm kommt, da ein Überschuß von Magensäure dort schädlich wirken würde. Die Magensäure, die mit übergetreten ist, sorgt selber durch Reizung der Nerven am Muskelring dafür, daß dieser sich rasch wieder schließt. Die Säure bedingt aber noch ein Zweites. Sie beeinflußt die Zellen der Dünndarmschleimhaut, so daß sie einen Stoff ins Blut abgeben, den man „Sekretin" nennt. Das Sekretin wird im Blut zur Bauchspeicheldrüse und zur Leber getragen und wirkt dort als Reiz für die Tätigkeit dieser Verdauungsdrüsen vor allem für die Abscheidung (Sekretion) von Alkali und Galle zur

Aktivierung der verdauenden Fermente. Das heißt also doch, daß durch die Bildung eines Reizstoffes, der im Säftestrom des Körpers verfrachtet wird, die Wirksamkeit derjenigen Fermente angeregt wird, die zur Weiterverdauung des in den Dünndarm übergetretenen Speisebreis nötig sind. Auch das ist also eine Regulation, eine Zusammenfassung der Arbeit der Einzelorgane des Körpers mit dem Sinn, daß hier der Verdauungsvorgang seinen geregelten Gang nimmt; aber diese Regulation wird hier nicht durch das Nervensystem, sondern auf dem Wege der Ausscheidung eines Reizstoffes in den Säftestrom des Körpers bewirkt.

Humorale Regulation

Wir haben hier offenbar eine zweite Möglichkeit für den Organismus, eine innere Reizübertragung durchzuführen und dadurch ähnlich wie durch das Nervensystem eine Zusammenarbeit der Einzelvorgänge des Stoffwechsels zu erzielen: eine Regulation und Beherrschung der Einzelerscheinungen in dem Sinne der Erhaltung des lebenden Organismus, die man humorale (Humor = Saft) Regulation nennen könnte. „Humorale Regulation" wäre also Reizübertragung durch Reizstoffe, die in Blut oder Lymphe an bestimmte Erfolgsorgane verfrachtet werden und dort ihre spezifische und letzten Endes lebenserhaltende Wirkung ausüben. Von hier bis zu den Hormonen und dem Begriff der hormonalen Regulation ist nur noch ein Schritt. Der Name Hormon bedeutet an sich auch nichts anderes als Reizstoff oder Erregungsstoff (aus dem griechischen horman = anregen, antreiben), aber wir nennen nicht jeden Reizstoff, der im Körper seine regulatorische Wirkung ausübt, Hormon, wenn auch hier die Grenzen nicht immer sehr scharf sind. So ist z. B. die im Körper durch Verbrennung des Sauerstoffs bei der Atmung entstandene Kohlensäure sicher ein Reizstoff mit einer lebenswichtigen Aufgabe, denn nur die im Blut entstehende Kohlensäure bedingt durch Reizung des Atemzentrums im Nachhirn den Zwang zur Atmung, daß wir atmen müssen, auch wenn wir schlafen; aber die Kohlensäure unterscheidet sich doch von den eigentlichen Reizstoffen dadurch, daß sie nicht zu diesem Zweck eigentlich gebildet wird; sie ist ja ein beim Stoffwechsel entstehendes und aus dem Körper zu entfernendes Endprodukt, das nur vor seiner Entfernung aus dem

Körper von diesem noch zu einer lebenswichtigen Aufgabe ausgenutzt wird. Man wird also bei den eigentlichen Reizstoffen, zu denen die Hormone gehören, die Bildung zu einem bestimmten Zweck festhalten müssen. Bei den Hormonen kommt zudem noch ein Begriff der Anatomie hinzu, zum mindesten für die „klassischen Hormone". Man spricht hier auch ebenso oft von innerer Sekretion oder der Abscheidung innersekretorischer Drüsen. Bildungsort und Art der Abscheidung sind wesentlich für den Begriff der inneren Sekretion oder der Hormone. Man könnte zunächst sagen: Hormone sind in *inneren Drüsen* des Körpers gebildete, in Blut oder Lymphe abgegebene und durch sie verbreitete Reiz- oder besser „Wirkstoffe", da nicht alle Hormone im Sinne einer Erregung wirken, die schon in ganz geringen Mengen ihre regulatorischen Wirkungen auf *Tätigkeit* und *Aufbau* des Körpers auszulösen vermögen.

Daß daneben das Nervensystem „Neurohormone" ausscheidet und daß auch hormonartige Stoffe mit grundsätzlich gleicher Wirkung in anderen Geweben des Körpers gebildet werden können, werden wir später sehen.

Die meisten *innersekretorischen Drüsen* besitzen keinen Ausführungsgang. Wir dürfen wohl annehmen, daß sie ihn verloren haben, weil sie ihn bei ihrer besonderen Tätigkeit nicht mehr nötig hätten. Bau und Aufgabe einer „normalen" Drüse sind ja etwas anders. Das sind Einstülpungen meist röhren- oder bläschenförmiger Natur der Haut oder des Darmrohres, die nun die Aufgabe haben, aus dem Blut Stoffe zu nehmen, zu verarbeiten und als besondere Drüsenstoffe abzugeben oder auch im einfachsten Falle Stoffe aus dem Blut zu sammeln und auszuscheiden. Dabei können sie die verschiedenste Arbeit und Tätigkeit leisten. So dienen sie zum Einfetten der Haare und der Haut oder als Schweißdrüsen der Aufrechterhaltung der Körperwärme; die Drüsen, die am Darmkanal sitzen, aber dienen als Verdauungsdrüsen der Verarbeitung und Verdauung der Nahrung und besorgen damit eine der lebenswichtigsten Aufgaben überhaupt. Ihre Drüsensekrete aber geben sie durch einen Ausführungsgang, den offen gebliebenen Einstülpgang, mit mehr oder weniger Flüssigkeit vermischt in den Darmkanal ab. Denken wir an die Speicheldrüsen; sie geben Salze, Schleim und beim Menschen und

bei manchen Tieren Kohlehydrate (also Zucker) verdauende
Fermente und Wasser ab. Die Speicheldrüsen erzeugen sogar sehr
viel wäßrige Flüssigkeit zu dem Zweck, die Nahrung leichter
hinabgleiten zu lassen, aber auch die anderen Verdauungsdrüsen
sondern eine wäßrige fermenthaltige Verdauungsflüssigkeit ab.

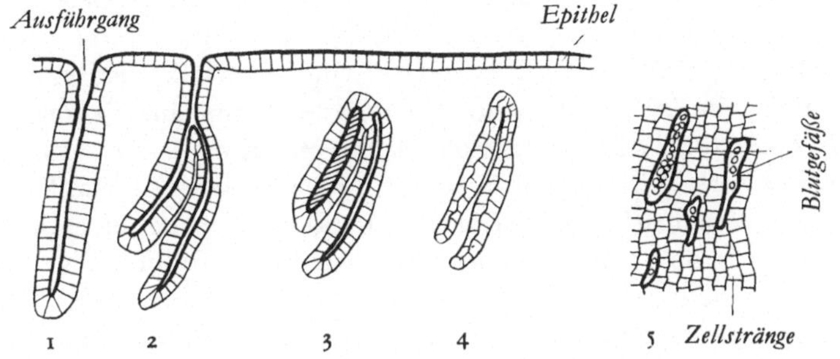

Abb. 1. Von links: 1 einfache, 2 verzweigte tubulöse Drüse, 3 Zellschläuche,
mit Lumen mehr oder weniger Kolloid erfüllt, kein Ausführgang mehr, Beispiel Schilddrüse, 4 Zellstränge, 5 Netzwerk aus Zellsträngen mit Blutgefäß-
kapillaren = meiste innersekretorische Drüsen

Das Wasser dient dabei wohl in erster Linie zum Ausspülen der
Drüsenstoffe aus den Drüsen, also zum *Transport* der eigentlichen
Sekrete.

Wenn nun eine Drüse ihre Stoffe direkt an das Blut abgibt, dann
braucht sie weder einen Ausführungsgang noch ein Transport-
mittel. Das Blut trägt ja von sich aus die Rohstoffe an die Drüsenzellen, und diese können jetzt das verarbeitete Material als
Drüsenstoff direkt wieder an die Blutbahn abgeben. Damit
können die Ausführungsgänge veröden und wegfallen; das
zunächst in die Hohlräume der Bläschen und Röhrchen ausgeschiedene Sekret kann sich als „Kolloid" (leimartiger Stoff)
verdicken und in einzelnen Bläschen erhalten bleiben, aus denen
es dann ins Blut zurücktritt. Die Röhrchen- und Bläschenwände
können zusammentreten und schließlich ihre Ordnung verlieren,
so daß endlich mehr oder minder ungeordnete, aber stark mit
Blutgefäßen umsponnene Zellenmassen übrigbleiben, ohne daß
die Arbeitsleistung dieser innersekretorischen Drüsen einen
Schaden erleidet. Manches innersekretorische Organ, wie die
Schilddrüse, besitzt noch mit eingedicktem Drüsensekret, dem

Kolloid, erfüllte Hohlräume. Bei der Nebennierenrinde kann man noch die Drüsenstränge erkennen, aber bei anderen, wie der Nebenschilddrüse oder dem Nebennierenmark, ist von der ursprünglichen Anordnung der Drüsenzellen kaum oder nichts mehr zu erkennen. Man spricht daher auch von den innersekretorischen Drüsen als von den Drüsen ohne Ausführungsgang.

Ist also einmal die *Art der Ausscheidung* der innersekretorischen Drüsenstoffe direkt in Blut oder Lymphe charakteristisch, so ist noch ein Zweites allen Hormonen gemeinsam, nämlich, daß sie als Wirkstoffe oder Botenstoffe schon in *außerordentlich geringen Mengen* ihre Wirkung ausüben. So übt z. B. der Wirkstoff des Nebennierenmarks, das Adrenalin, im Blut noch bei einer Verdünnung von 1:400 Millionen einen deutlichen Einfluß aus, und auch andere Hormone, wie das Schilddrüsenhormon und bestimmte Hypophysenstoffe, sind noch in einer Menge von $1-2\,\gamma$, also $1-2$ tausendstel Milligramm von Wirkung. Was besagt das? Nun, eines, was wir schon wissen: daß diese Stoffe nie als Nahrungsstoffe vermöge ihres Nähr- und Nutzwertes für den menschlichen oder tierischen Körper in Frage kommen können, sondern nur als Reizstoffe, d. h. also als Stoffe, die irgendeinen Vorgang „auslösen“ oder „beschleunigen“ oder auch „hemmen“.

Fermente und Katalysatoren

Damit stehen die Hormone freilich nicht allein. Die Drüsenstoffe der Verdauungsdrüsen, die man *Fermente* oder *Enzyme* nennt, wirken ja bei dem Abbau der Nahrungsstoffe im Darmkanal, also bei der Verdauung der Stärke zu Traubenzucker oder des Fleisches zu aufsaugbaren Aufbaustoffen, den „Aminosäuren“, schließlich auch in ähnlicher Weise; sie beschleunigen die Zersetzungs-, Abbau- oder auch Aufbauvorgänge, die an sich unendlich langsam verlaufen, so, daß sie überhaupt erst in Erscheinung treten. Auch sie sind in geringen Mengen wirksam und gehen selbst nicht in das Endprodukt der Verdauung ein. Und endlich gibt es auch in der anorganischen Chemie Stoffe, die man hier in Vergleich setzen kann und muß. Es sind das die sogenannten „Katalysatoren“; Stoffe wie fein verteiltes Platin oder auch zahlreiche andere können bei Zusatz in geringen

Mengen die Verbindung oder Zersetzung anderer chemischer Stoffe „beschleunigen". Sie wirken also bei den chemischen Reaktionen und Umsetzungen anderer Stoffe mit, machen sie erst in vielen Fällen sichtbar, ohne daß sie in das fertige Endprodukt mit eingehen. Man könnte sie mit dem Öl vergleichen, das eine Rutschbahn so schlüpfrig macht, daß die Gegenstände, die darauf sind, ins Gleiten kommen.

Daß die Hormone freilich den Fermenten oder gar den anorganischen Katalysatoren nicht gleichkommen und daß sie andrerseits ihre Wirkung höchstwahrscheinlich über Fermente und Fermentsysteme ausüben, darauf werden wir noch zurückkommen, wenn wir uns erst eingehender mit den Aufgaben des innersekretorischen Systems befaßt haben.

Wir haben zusammenfassend hier zu betonen, daß die Hormone neben dem Nervensystem und in Verbindung und Wechselspiel mit diesem einen Mechanismus darstellen, welcher die Beziehungen der einzelnen Körperorgane zueinander regelt, ihre harmonisch abgestimmte Zusammenarbeit fördert und letzten Endes damit die Einheit des Organismus erst herstellt. Die hormonale Regulation ist neben der nervösen ein zweites Hilfsmittel der Natur zur Herstellung dessen, was wir Lebewesen, Organismus nennen.

II. Allgemeines

Geschichte

Die Kenntnis der Hormone und der innersekretorischen Drüsen ist nicht alt. Die Tatsache des Vorhandenseins von Drüsen ohne Ausführungsgang hat der Wissenschaft lange Kopfzerbrechen gemacht, und man hat mit solchen Organen wie Hirnanhang (Hypophyse), Schilddrüse, Nebenniere, die schon im 16. Jahrhundert bekannt waren, nichts Rechtes anzufangen gewußt. Und doch muß eine Ahnung von dem Wirken geheimnisvoller Stoffe im menschlichen Körper ein uraltes Erbteil der Menschen sein. Man glaubte, durch das Verzehren der Organe getöteter Feinde oder wehrhafter Tiere deren Mut und Stärke auf sich übertragen zu können. Und es ist recht eigenartig, wenn man hier auf die besondere Rolle des Blutes stößt, dessen Genuß eigenartige, oft übernatürliche Kräfte verleiht. In dem Liede der Edda von Sigurd Fafnirstöter erhält Sigurd durch Kosten des Drachenblutes Kenntnis der Vogelsprache und entgeht durch die Warnung der Vögel dem Anschlag Mimes. Das Blut ist ja nun, wie wir wissen, der Träger der Hormone, und da manche Hormone auch mit der Nahrung aufgenommen werden können, ohne ihre Kraft zu verlieren, wäre es nicht unmöglich, daß hier dunkle Erfahrungen mitsprechen. Die mittelalterliche Medizin aber vertrat bewußt den Standpunkt, daß bei Erkrankungen bestimmter Organe ein Ausfall notwendiger Stoffe eintritt, der nur geheilt werden kann durch Verzehren gleichartiger gesunder Organe. „Herz heilt Herz, Milz heilt Milz, Lunge heilt Lunge", sagt Paracelsus, und schon die alten Römer haben durch Einnehmen von Keimdrüsensubstanz vorzeitiger Schwäche vorzubeugen gesucht.

Aber erst 1849 hat ein deutscher Forscher *Berthold* den ersten eindeutigen Versuch auf dem Gebiet der inneren Sekretion ausgeführt. Er nahm Hähnen die Keimdrüse heraus, pflanzte sie dann an anderer Stelle wieder ein und konnte so verhindern, daß die sonst üblichen Folgen einer Kastration nach der Herausnahme der Keimdrüsen auftraten. Die an falscher Stelle, z. B. am Rücken, wieder eingepflanzten Keimdrüsen hatten auch noch nach der Operation ohne Verbindung mit dem Nervensystem ihren regulierenden Einfluß auf den Organismus beibehalten. So ist *Berthold* viel mehr der Vater der innersekretorischen Forschung als *Brown-Sequard*, der im Jahre 1889 der Pariser Akademie der Wissenschaften berichtete, daß er durch Einspritzen von Tierhodenextrakten eine körperliche und geistige Verjüngung bei sich selbst erzielt habe. Denn während die Bertholdschen Versuche eindeutig waren und jeder Nachprüfung standhielten, scheint es heute mehr so, als ob die von *Brown-Sequard* zweifellos empfundene Verjüngung mehr die Folge einer gelungenen Autosuggestion als die Wirkung der von ihm verwandten Drüsenextrakte gewesen sei. 1905 hat dann *Starling* den Begriff „Hormon" eingeführt und wichtige Vorarbeit geleistet. In der Folgezeit haben sich die Arbeiten über die innere Sekretion, vor allem beim Menschen, gehäuft, und man kann sagen, daß es wenig Gebiete der Biologie gibt, in denen heute eifriger und erfolgreicher gearbeitet würde als gerade auf dem Gebiete der inneren Sekretion.

Das hat nicht nur den Grund, daß auf einmal ein neues Arbeitsgebiet weitesten Ausmaßes gegeben war. Man sah auch, welche ungeheuren Wirkungen auf Körper und Geist des Menschen von der inneren Sekretion ausgingen; man erkannte ihre Bedeutung für die Heilkunde, und man war wohl auch von einem geheimnisvollen Reiz erfaßt, der von diesem Gebiet ausging. Denn es ist auch heute noch erschütternd und letzten Endes unfaßbar und unerklärlich wie je, zu sehen, daß von unsagbar kleinsten Mengen eines Drüsenstoffes es abhängen kann kann, ob ein Menschenkind gesund aufwächst oder zum Idioten, zur Mißgeburt, zum Zwerg oder zum Riesen werden kann.

Anzahl

Wenn wir uns fragen, welche innersekretorischen Drüsen beim Menschen wirksam sind, so können wir als klassische hormonbildende Drüsen Hirnanhangsdrüse (Hypophyse), Keimdrüse, Nebenniere, Schilddrüse, Nebenschilddrüse oder Epithelkörperchen und die Bauchspeicheldrüse anführen. Hormonale Wirkungen sind aber auch festgestellt von Darmkanal, Niere und Herz. Doch ist es manchmal Anschauungssache, wie weit man die von einem Organ ausgeschiedenen Wirkstoffe noch zu den Hormonen rechnen will.

Dazu kommt aber die in ihrer Bedeutung noch nicht lange erkannte, indes phylogenetisch sehr alte und allgemein im Tierreich verbreitete humoral-hormonale Regulationswirkung innersekretorischer Nervenzellen: die Wirkung der „Neurohormone". Doch davon später.

Alle diese Drüsen sondern ihre Säfte nur in geringen Mengen ab. Von manchen kreisen im Körper eines Menschen etwa 10 mg am Tage und im Jahre etwa 200–300 mg, und dennoch sind nicht nur Körperwachstum, Körperaufbau und Funktion von ihnen abhängig, sondern auch geistige Eigenschaften wie Temperament, Charakter und Leistungsfähigkeit. Das gilt nicht nur von den Menschen, auf die sich naturgemäß das Interesse der innersekretorischen Forschung besonders gerichtet hat, sondern auch für die Tiere, ja wir kennen selbst bei Pflanzen Stoffe, die man in Beziehung zu den tierischen und menschlichen Hormonen setzen kann. Auch sie kennenzulernen ist wichtig. wie denn überhaupt eine einheitliche Auffassung der belebten Natur nur durch Vergleich ihrer niedersten bis höchsten Vertreter und Geschöpfe gewonnen werden kann.

Methodik

Aber die vergleichende Betrachtung der verschiedenen Lebewesen hat auch einen ungemein *praktischen* Wert. Mensch und Wirbeltier haben im großen ganzen die gleichen innersekretorischen Drüsen. Gewinnen wir nun die Überzeugung, daß die gleichen Hormone im Menschen wie im Wirbeltier kreisen und daß sie hier wie dort die gleichen Aufgaben zu erfüllen haben und die gleiche Wirksamkeit entfalten, dann können wir am Tier die Rolle der Hormone studieren und an ihnen jene Versuche machen, die wir am Menschen selbst nicht vornehmen können, die aber nötig sind zur wissenschaftlichen Erkenntnis der Hormone und zu ihrer praktischen Anwendung im Dienste der Medizin, zum Wohle der leidenden und erkrankten Menschheit. Wenn es nun auch nicht so ist, daß jedes Hormon bei jedem Vertreter der Wirbeltierreihe immer die gleichen Wirkungen ausüben müßte, so hat es sich doch gottlob gezeigt, daß in großen Zügen ihre Wirksamkeit eine einheitliche ist und daß die Hormone des einen Tieres auch bei einer fremden Tierart oder beim Menschen ihre spezifischen Wirkungen entfalten. Die Hormone sind im allgemeinen nicht „artspezifisch", wie man gesagt hat, sie sind nicht auf die Art beschränkt, sondern die gleichen Stoffe haben wenigstens im großen ganzen die gleichen Aufgaben bei den verschiedensten Vertretern der Wirbeltiere, und auch der Rückschluß vom Tierversuch auf den Menschen ist möglich. Im einzelnen werden wir freilich immer wieder kleine Unterschiede finden, denn die Lebewesen sind nun einmal keine nach Schema F gebauten und verfertigten Maschinen. Indes gibt es auch Hormone, deren Wirkung begrenzt ist, z. B. ist dies der Fall bei manchen Eiweißhormonen, doch hier bedingt durch eine Unverträglichkeit artfremder Eiweißmoleküle.

Was können wir grundsätzlich beim Tierversuch zur Untersuchung der Hormone unternehmen? Wir haben da verschiedene Möglichkeiten. Einmal können wir durch Wegnahme der innersekretorischen Drüse die dann folgenden Ausfalls- und Krankheitserscheinungen studieren, sodann können wir durch Verpflanzung von Hormondrüsen oder Drüsenteilen oder durch Einspritzen von Drüsenextrakten diesen Ausfall wieder wettzumachen suchen oder durch übermäßige Gaben eine Verstärkung der Hormonwirkungen erzielen. Die wichtigsten Versuche aber gipfeln jedenfalls in dem Bemühen, das wirksame Prinzip, die lebenswichtige Substanz, das „Hormon", in reiner Form zu gewinnen, seine chemische Natur festzustellen und schließlich es nach Möglichkeit künstlich herstellen zu können.

Aufklärung der Wirksamkeit, Aufklärung der chemischen Natur, der „Konstitution" eines Hormons, und schließlich seine künstliche „synthetische" Darstellung zum Zweck der Herstellung ausreichender Mengen für die Heilkunde sind die letzten Ziele der Hormonforschung, Aufgaben, bei denen ersichtlich Vertreter verschiedener Wissensgebiete Hand in Hand arbeiten müssen. Für einige Hormone, wie die Hormone des Nebennierenmarks oder der Keimdrüse, ist dies Ziel schon weitgehend erreicht. Für die praktische Arbeit aber pflegt eins ungeheuer wichtig zu sein, nämlich die Möglichkeit, die zu untersuchende Substanz, den Drüsenextrakt, auf seine biologische Wirksamkeit an Hand eines „Testes", an Hand einer deutlich sichtbaren und eindeutigen biologischen Reaktion, prüfen zu können. Solche biologischen Reaktionen müssen quantitativ sein, d. h. sie müssen es gestatten, die Wirksamkeit eines Hormons zu „eichen", und man nennt dann diejenige Hormonmenge, die gerade noch die betreffende Prüf-reaktion auslöst, eine Hormon-„Einheit". Besonders der Bio-chemiker, der an der Darstellung des wirksamen Stoffes aus einem Drüsenextrakt, in dem soundso viele Ballaststoffe vorhanden sind, arbeitet, bedarf der nötigen Kontrolle durch solche biologischen Prüfreaktionen. Wir werden von solchen „Testen" noch zu reden haben. Unsere nächste Aufgabe aber ist jetzt, uns mit den einzelnen innersekretorischen Drüsen und ihrer Wirksamkeit vertraut zu machen.

Anatomie und Entwicklung

Bei der tierischen Entwicklung leiten sich die verschiedenen Organe und Gewebe des Körpers von drei hauptsächlichen Zell-schichten, den sog. Keimblättern, ab; davon liefert das äußere Keimblatt die Haut und das Nervensystem, das mittlere Keimblatt

Bindegewebe, Knochen und Muskeln, das innere Keimblatt den
Darmkanal mit seinen Verdauungsdrüsen.

Ihrer Herkunft nach sind die innersekretorischen Drüsen der
Wirbeltiere Ausstülpungen des Darmkanals, des Nervensystems

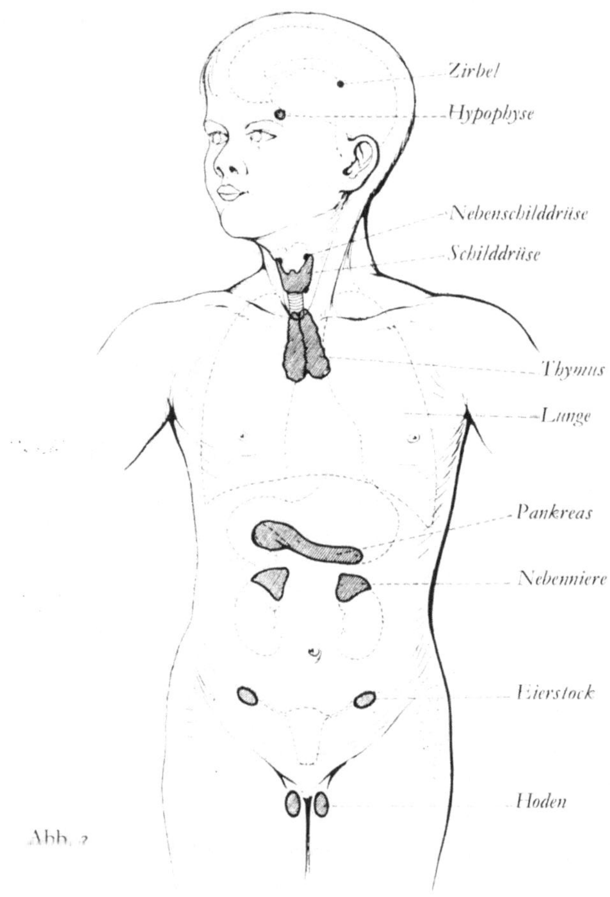

oder Abkömmlinge der Leibeshöhlenwände, und zwar liegen die
meisten in der Kopf- und Halsregion des Körpers. Davon
entstammen *Schilddrüse, Epithelkörperchen, Ultimobranchialkörperchen*
und *Thymus* oder Bries dem inneren Keimblatt, dem embryonalen

„Kiemendarm", also dem Darmteil, der bei den Fischen die Kiemen trägt. Sie finden sich bei den höheren Wirbeltieren und auch dem Menschen in der Gegend zwischen Kehlkopf und Herz (s. Abb. 3). Von den beiden Hormondrüsen des Kopfes ist die eine, die Zirbeldrüse, ein altes Sinnesorgan des Zwischenhirndaches; die andere, die Hirnanhangsdrüse oder *Hypophyse*, entsteht aus zwei Teilen, nämlich aus einer Ausstülpung des

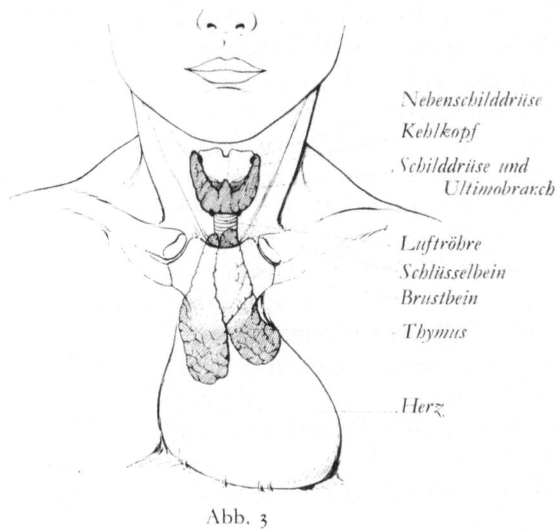

Abb. 3

äußeren Keimblatts, des Mundhöhlendaches, die sich mit benachbarten Teilen des Zwischenhirnbodens zu einer außerordentlich wichtigen und seltsam zusammengesetzten Drüse auswächst. Dann folgen der Lage nach – etwas unterhalb des Magens – die *Bauchspeicheldrüse* oder Pankreas, die zugleich eine Verdauungsdrüse des Dünndarms ist, sowie die *Nebennieren*, die aus zwei ganz verschiedenen Teilen zusammengesetzt sind. Der eine Teil, die sog. Nebennierenrinde, entwickelt sich aus der Leibeshöhlenwand, die zum mittleren Keimblatt gehört, der andere Teil, der ursprünglich selbständig, später als Nebennierenmark mit der Rinde zu einem Organ verschmilzt, leitet sich aus einem Teile des Nervensystems und zwar des sog. Eingeweidensystems ab. Dann folgen schließlich die Keimdrüsen, die aus der Leibeshöhlenwand und eingewanderten Urkeimzellen entstehen und bekanntlich neben ihrer Aufgabe, die Keimzellen zu bilden, wichtige innere Drüsensäfte ausscheiden (Abb. 2).

III. Die Schilddrüse

Vor dem Schildknorpel des Kehlkopfes liegt ein innersekretorisches Organ, das aus mannigfachen Gründen unser besonderes Interesse beansprucht; es ist die beim erwachsenen Menschen etwa 30 g schwere, außerordentlich blutreiche Schilddrüse. Sie ist vielleicht die älteste innersekretorische Drüse der Wirbeltiere überhaupt, da sie schon andeutungsweise bei den Meerestiergruppen der Manteltiere vorkommt, also bei Tieren, die man als ferne Verwandte vor den Anfang des Wirbeltierstammes stellt. Sie entsteht als Ausstülpung des Pharynx, bzw. des Kiemendarms wasserlebender Wirbeltiervorfahren und ist bei *Amphioxus*, dem nächsten Verwandten der Wirbeltiere, als schleimige Flimmerrinne (Endostyl) zum Einstrudeln von Nahrungspartikeln ausgebildet. Auch bei den Larven des *Neunauges* wird sie zunächst in gleicher Weise als offner Gang angelegt, um sich dann in der Metamorphose in die abgeschlossene Schilddrüse zu verwandeln. Doch ist das larvale Organ schon fähig, Schilddrüsenhormon zu erzeugen, nur fehlt ihm die Fähigkeit, Schilddrüsenkolloid zu stapeln.

Zudem ist die Schilddrüse ein Organ, das von allem innersekretorischen Drüsen noch am meisten seinen ursprünglichen Drüsencharakter bewahrt hat; scheidet sie doch ihr Sekret noch in Drüsenhohlräume, die Schilddrüsenbläschen oder Follikel ab. Dieser Anklang an die gewöhnlichen Drüsen hat aber für uns den Vorzug, daß man bei ihr noch am ersten durch Untersuchung ihres geweblichen (histologischen) Aufbaus auf ihre Arbeit, ihren „funktionellen" Zustand, schließen kann. Bestehen außerdem wie bei der Schilddrüse – besonders der Kaltblüter oder der Winterschläfer unter den Säugetieren – einmal deutliche jahreszeitliche Schwankungen ihrer Tätigkeit wie ihres geweblichen Aufbaus, so darf man hoffen, hier schon durch die mikroskopische Untersuchung des Drüsenzustands Rückschlüsse auf ihre Arbeitstätigkeit ziehen zu können. Es ist daher nicht verwunderlich, daß gerade bei der Schilddrüse die Anatomen und Gewebeforscher sich besondere Mühe gegeben haben, den Arbeitszustand dieses innersekretorischen Organs aus dem mikroskopischen Bild zu erschließen. Freilich darf man nicht vergessen, daß hier die Ausscheidung des Schilddrüsensekrets in die Drüsenbläschen etwas anderes bedeuten muß als die Ausscheidung gewöhnlicher Drüsen in den Drüsengang, da ja hier die Absonderung des Schilddrüsen-

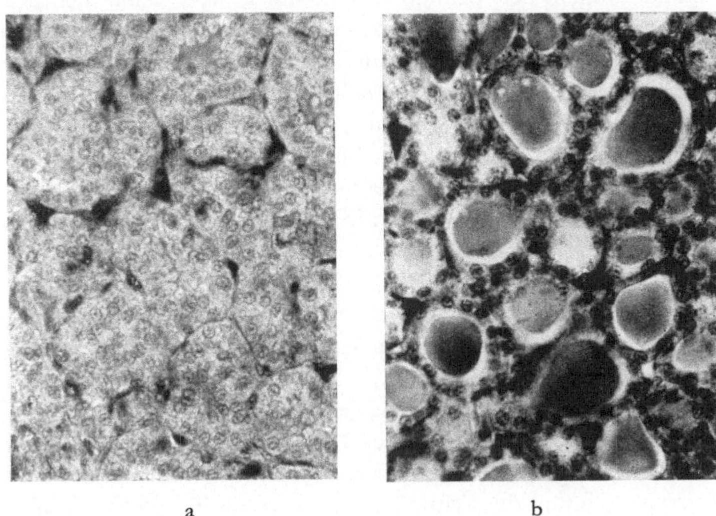

a   b

Abb. 4 a u. b. Schilddrüse des Huhns: a in aktivem Zustand, b in Ruhe-zustand. (Orig.-Aufn. Dr. *Kothe*, Zoolog. Institut.)

hormons in besondere Hohlräume einen Speicherungsvorgang darstellt, also nicht zur Zeit besonders stark gesteigerter Schilddrüsentätigkeit stattfinden wird; und so läßt sich in der Tat sehen, daß bei Kaulquappen oder Fröschen im Winter oder aber bei Winterschlaf haltenden Tieren wie Igel oder Hamster die Drüsenbläschen prall mit eingedicktem Drüsensekret erfüllt sind, während die Deck- oder Epithelzellen, welche die Bläschen umkleiden und die eigentlichen Drüsenzellen darstellen, als Zeichen ihrer Ruhe platt und niedrig sind. Kommt dann das Frühjahr, so verflüssigt sich das kolloide Sekret der Bläschen, die Zellwände werden dicker, die Drüsenzellen vermehren sich, schwellen an und saugen jetzt den verflüssigten Drüsenstoff wieder aus den Bläschen heraus und übergeben ihn den Blutbahnen, die gerade bei dieser innersekretorischen Drüse in außerordentlich großer Zahl vorhanden sind. Zu Zeiten gesteigerter Inanspruchnahme aber kommt es oft gar nicht erst zu einer sichtbaren Ablagerung in den Drüsenbläschen, die also eine Art *Speicher* für das gebildete, aber nicht gleich gebrauchte Hormon darstellen. Solche rhythmischen Veränderungen der Schilddrüse kommen aber auch bei den höheren Tieren und beim Menschen vor; so spielen Temperatur, Jahreszeit, aber auch Alter, Art der Ernährung, Geschlechtszyklus (Menstruation und Schwangerschaft) eine deutliche Rolle. Mit dem schilddrüsenwirksamen Hormon der Hypophyse TSH (Thyreoidea stimulierendes Hormon) hat man heute ein Mittel, den Zustand der Drüse beliebig zu ändern und damit die Möglichkeit, den Zusammenhang von Bau und Funktion der Schilddrüse besser zu erkennen.

Die Schilddrüse spricht auf alle Reize an, die irgendwie stärker in das Stoffwechselgeschehen eingreifen könnten und eingreifen; sie ist eine regulatorische Drüse, eine Drüse, die Ausgleich bringen soll. Sie soll die körperlichen Vorgänge, den „Stoffumsatz" beherrschen, besonders aber denjenigen Teil des Stoffwechsels, der dem Organismus die nötigen Lebensenergien liefert. Es sind die *Verbrennungsprozesse* im Innern des Körpers, die unter dem regelnden Einfluß der Schilddrüse stehen; ein Tröpfchen Schilddrüsensaft zuwenig, und der Stoffwechselumsatz wird träge, die Lebensenergie läßt nach, Müdigkeit, Schlafsucht, Stumpfheit, Verringerung der Körpertemperatur, Herabsetzung aller Lebenstätigkeit sind die Folge; ein Tröpfchen zuviel, und das Leben läuft wie eine überhitzte Maschine in rasender Tourenzahl und teilweise im Leerlauf beschleunigt ab. Unter diesem Gesichtspunkt der Anregung und Steigerung des Stoffwechsels der Körperzellen sind eigentlich fast alle Wirkungen der Schilddrüse zu betrachten.

Myxödem und Basedow

Es gibt zwei Erkrankungen der Schilddrüse beim Menschen, die wie Form und Abguß, wie Negativ und Positiv der photographischen Aufnahme, die Wirkung der Schilddrüse zeigen; die

16

eine ist das „Myxödem", die andere die Basedowsche Krankheit; die eine beruht auf einem Mangel, die andere auf einem Zuviel an Schilddrüsensaft, bzw. auf einer Überempfindlichkeit des Körpers für das Schilddrüsensekret.

Die Folge des Mangels ist das *Myxödem* oder die „Schleimdurchtränkung" des Unterhautgewebes. Sie hat ihren Namen

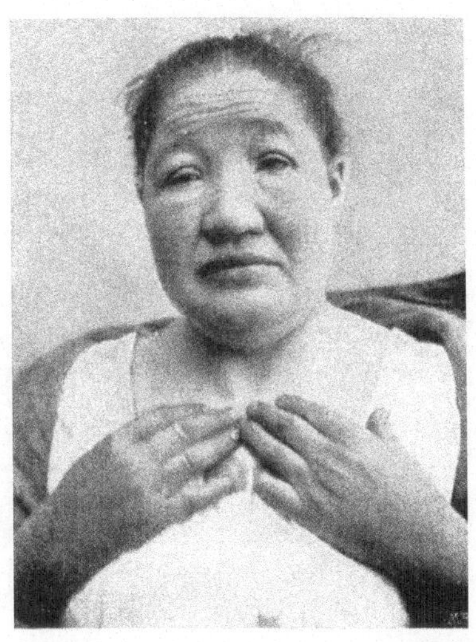

Abb. 5. Myxödem. (Nach *Anderson* aus *Höber*.)

zunächst aus der eigentümlichen Veränderung der Haut, die trocken, blaß und kalt wird und zugleich gedunsen erscheint, da das Gewebe darunter wäßrig aufquillt. Die Haare werden struppig oder fallen aus. Die Körpertemperatur sinkt, das Herz schlägt langsamer, Apathie, Schlafsucht, Verlangsamung des Denkens und Schwachsinn treten auf; alles Schäden, die auf eine Herabsetzung des Stoffwechsels und damit auf eine Herabsetzung der Lebensprozesse durch den Mangel an Schilddrüsenhormon zurückzuführen sind. Je früher die Krankheit in der Jugend auftritt, um so schlimmer sind die Wirkungen; so wird das Wachstum, die körperliche wie geistige Entwicklung gehemmt und gestört, Zwergwuchs und schwere Idiotie können die Folgen sein, vor allem wenn die Störung der Schilddrüsentätigkeit schon in der Embryonalzeit sich auswirken kann, da Schilddrüsenhormone zur Reifung der Gehirnzellen nötig sind und den Neuronen sonst wichtige Enzyme zur Eiweißsynthese fehlen. Es entstehen dann Geschöpfe, die man nur noch als schaurige Karikaturen eines Menschen ansehen kann (Abb. 6). Es gibt wenig Bilder, die gleich eindringlich die Macht einer innersekretorischen

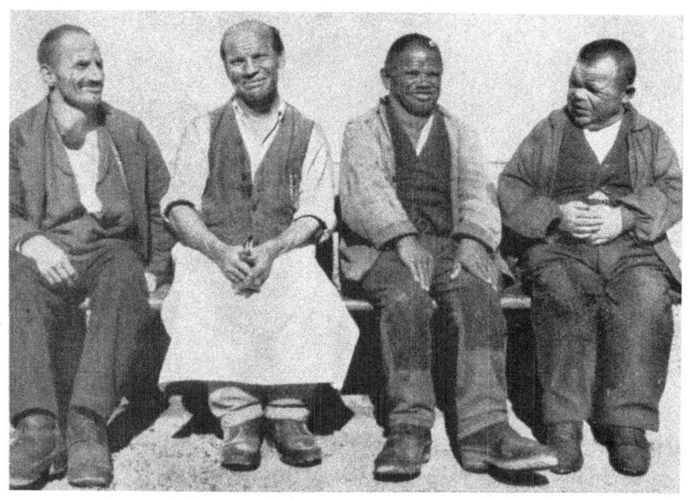

Abb. 6. Gruppe von Kretinen. (Nach *F. de Quervain* und *C. Wegelin*.)

Drüse aufzeigen. Ähnliche Folgen treten auf, wenn man bei einem Tier die Schilddrüse entfernt (Abb. 7) oder wenn man beim Menschen, wie es im Anfang der operativen Behandlung des „Basedow" vorkam, zuviel des Schilddrüsengewebes herausnahm. Je nach dem Grade des Schilddrüsenausfalls ergeben sich dann Krankheitsbilder, die von leichter Schläfrigkeit bis zu der schwersten Idiotie sich erstrecken können. Man wird auch beim Tier in diesem Fall von einer „Geisteskrankheit" reden müssen.

In allen wesentlichen Punkten das Gegenstück zum Myxödem bietet die in Deutschland von dem Merseburger Arzt *C. A. von Basedow* beschriebene Krankheit, bei der das Auftreten eines Kropfes mit Glotzaugen und Herzschnelle in charakteristischer Weise vergesellschaftet ist. Gab der Mangel an Schilddrüsenhormon beim Myxödem die Veranlassung zu einer Hemmung und Verlangsamung der Lebensvorgänge, so werden durch den Überschuß des Schilddrüsensaftes beim „*Basedow*" die Lebensprozesse unnatürlich gesteigert und in ihrem Ablauf verkürzt. Vielleicht kommt es dabei weniger auf die Menge des Schilddrüsenhormons als auf die Empfindlichkeit des Körpers an, die

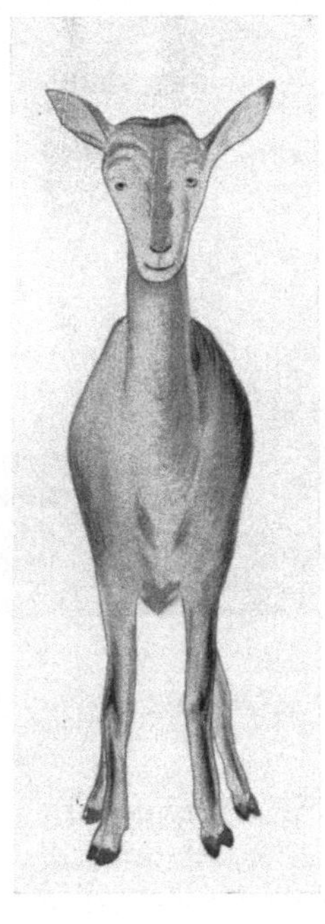

a

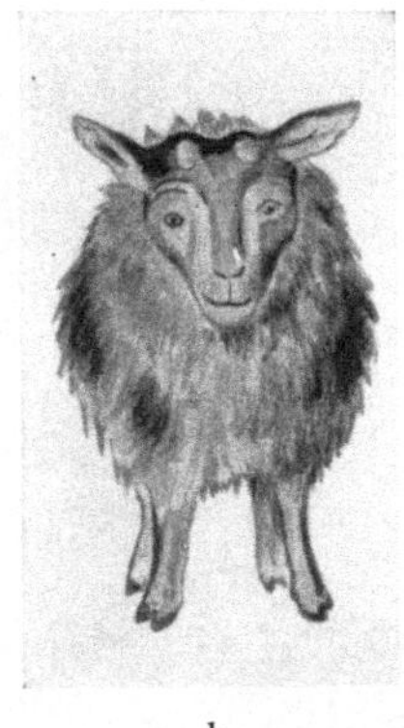

b

Abb. 7 a u. b. Ziegen aus gleichem Wurf; der rechten wurde im Alter von 3 Wochen die Schilddrüse entfernt. (Nach *v. Eiselsberg*.)

durch einen im Blut kreisenden Eiweißstoff LATS (long aching thyroid stimulator) verursacht werden soll. Man hat eine lange Tabelle der gegensätzlichen Wirkung von Myxödem und Basedow aufgestellt, von denen ich wenigstens einiges anführen will. Myxödem: Der Stoffwechsel sinkt, die Eßlust wird verringert, trotzdem nimmt das Körpergewicht zu, der Körper neigt zu Untertemperatur, die Knochen bleiben weich und hören auf zu wachsen, das Herz schlägt langsam, träge, Stumpfheit, Schlafsucht,

Schwachsinn treten auf; beim Basedow aber werden der Stoffwechsel und die Eßlust bei Neigung zum Abmagern erhöht, die
Körpertemperatur steigt, das Knochenwachstum und die Ver-
knöcherung werden beschleunigt, das Herz schlägt schnell, Herzbeschwerden, seelische Erregung, Schlaflosigkeit und allgemeine

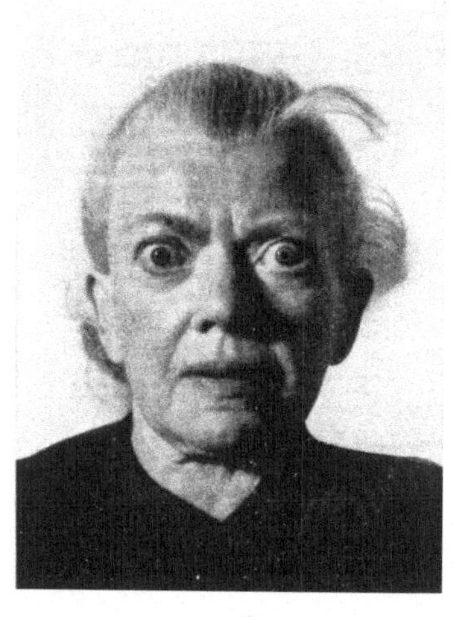
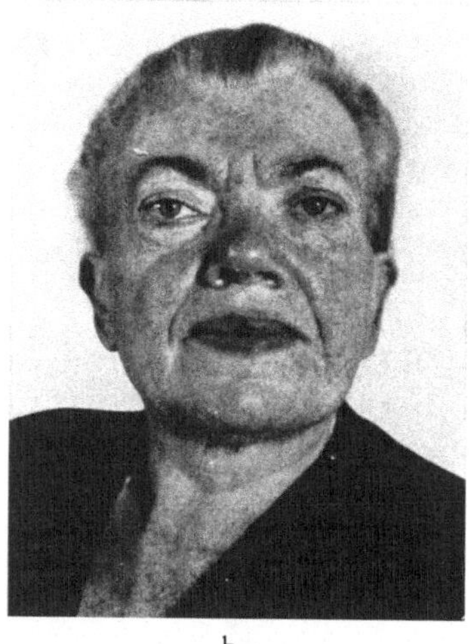

a

b

Abb. 8 a u. b. Basedow: a vor Behandlung, b nach Behandlung. (Orig.-Aufn.
Prof. *Hoff*.)

nervöse Übererregbarkeit sind die Folge. Man könnte noch eine
ganze Reihe von solchen Gegensätzen anführen. Für uns, die wir
keine medizinischen Studien treiben wollen, sind aber die
seelischen Wirkungen wichtiger. Die Kranken sind aufgeregt, oft
ängstlich und schreckhaft, leiden an Herzbeschwerden, Schlaflosigkeit, Niedergeschlagenheit, Ratlosigkeit und Ideenflucht. Es
kann zu ausgesprochenen Psychosen, Gesichts- und Gehör-
täuschungen, zu Tobsuchtsanfällen und schließlich zum Tode
kommen. Außerordentlich wichtig scheint, daß eine innige
Wechselbeziehung von Schilddrüsentätigkeit und Nervensystem
besteht, denn ähnlich wie das vermehrte Schilddrüsenhormon die
Nervenerregbarkeit steigert, so wirken wieder umgekehrt psychische Einflüsse wie Aufregung, Angstzustände sich in einer

Vermehrung der Schilddrüsensekretion aus. So kann eine gegenseitige verhängnisvolle Steigerung der Krankheitsschäden eintreten. Schon äußerlich zeigt das Bild eines Basedowkranken mit seinen hervorstehenden Glotzaugen in den meisten Fällen den Zustand seines überreizten Nervensystems (Abb. 8).

Alles in allem ist der Basedow das Gegenstück zum Myxödem, wenig Krankheitsbilder zeigen in ihren ganzen Symptomen einen so geschlossenen Gegensatz und zugleich eine solche Deutlichkeit der Abhängigkeit von der *Menge* des im Körper kreisenden Hormons. Man hat Schilddrüsenpräparate wegen ihrer Wirkung auf Stoffwechsel und Fettverbrennung zu Abmagerungs- und Entfettungskuren herangezogen, sie müssen aber außerordentlich vorsichtig und nur unter ärztlicher Aufsicht verwandt werden, damit nicht schwere Schädigungen des Herzens und des Nervensystems auftreten.

Tierversuch

Der Tierversuch zeigt einmal die grundsätzlich gleiche Wirkung des Schilddrüsenhormons, kann aber das bisher Gesagte noch in einigen Punkten ergänzen. Berühmt geworden sind die Versuche, durch Verfütterung oder durch Zusatz von Schilddrüsenstoffen ins

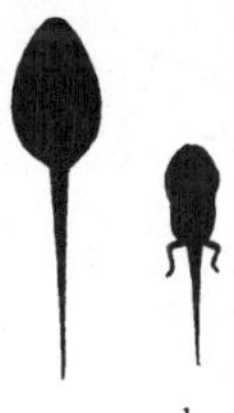

Abb. 9 a u. b.
a Normale, b mit Schilddrüsenstoffen behandelte gleichaltrige Kaulquappe

a   b

Aquarienwasser das Wachstum von Kaulquappen zu beeinflussen (Abb. 9). Die Tiere bleiben dabei klein, kleiner als die unbehandelten. Der Wassergehalt ihrer Gewebe sinkt, und ihre Umwandlung zum Frosch wird überstürzt. Zu einer Zeit, da die normalen Kontrolltiere große Kaulquappen geworden sind, die noch vor der Verwandlung stehen, sind aus den Schilddrüsentieren fliegengroße, zu rasch und dadurch oft unregelmäßig entwickelte kleine Frösche geworden. Also hier werden besonders die Entwicklungsvorgänge

überstürzt und beschleunigt; im Gegensatz zu der Wasser-
ansammlung beim Myxödem wird der Wassergehalt der Gewebe
herabgesetzt. Die Schilddrüse ist überhaupt eine Voraussetzung

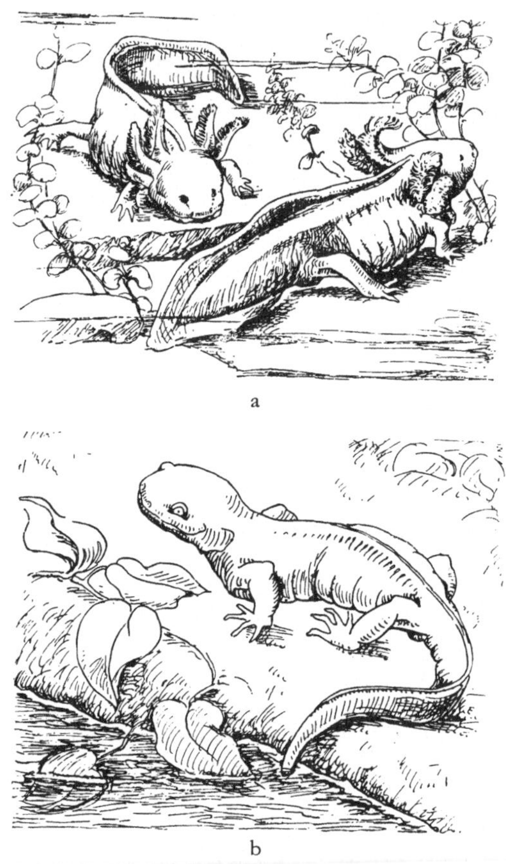

Abb. 10a u. b. Axolotl: a geschlechtsreife Larvenform und b verwandelte
Landform (aus *Hesse*)

zu der Umwandlung der Kaulquappe zum Frosch. Schilddrüsen-
lose Kaulquappen kommen nicht zur Metamorphose, ja es gibt in
Mexiko einen Molch, den vielfach bei uns in Aquarien gehaltenen
Axolotl, der von Natur aus eine schwach entwickelte Schilddrüse

hat und daher normalerweise nie aus seinem Larvenkleid herauskommt. Gibt man ihm Schilddrüsensubstanz zu fressen, so werden seine Kiemen zurückgebildet, die Augen treten weiter vor, der Ruderschwanz verschwindet, und der Axolotl entwickelt sich zum Landmolch, wie das die anderen Molche tun (Abb. 10a u. b).

Der Schilddrüsensaft ist also nötig zur Metamorphose der Amphibien, zur Umwandlung der Larven ins fertige Tier, der Kaulquappen in den Frosch. Auch bei der Umwandlung der Aallarve zum Aal oder jugendlichen Scholle, die noch wie die anderen Fische gebaut ist, zum auf der Seite liegenden Plattfisch scheint die Schilddrüse maßgeblich beteiligt zu sein. Dazu scheint sie eine Rolle zu spielen bei der Wanderung mancher Fische oder der Zugunruhe bei Vögeln.

Bei Eidechsen beschleunigt sie die Häutung, bei Vögeln die Mauser und bei Säugern den Haarwechsel und wohl auch die Milchsekretion. Jedenfalls läßt sich durch Thyroxin bei Kühen die Milchproduktion steigern.

Es ist interessant, daß bei Schilddrüsenstörungen des Menschen Haarschwund und -ausfall eintreten. Gibt man Mäusen Schilddrüsenhormon, so werden die Haare gewechselt, bei Vögeln fallen die Federn aus und werden durch neue ersetzt, dabei kann es bei übermäßiger Darbietung zu einem übermäßigen Ausfall kommen, der nicht recht ersetzt werden kann. Offenbar wird dann der Vorgang des Haar- und Federwechsels und der Neubildung so überstürzt, daß er zu frühzeitig zum Stillstand kommt. Dann kann es zu solchen Bildern kommen (Abb. 11). Auch Form und Farbe der nachwachsenden Federn werden dann in Mitleidenschaft gezogen. Auch bei wirbellosen, ja sogar bei den allerniedersten Tieren lassen sich durch Zusatz von Schilddrüsenhormon ins Aquarienwasser mitunter deutliche Wirkungen erzielen.

So zeigt sich, daß das Schilddrüsenhormon auf die Gewebe und Zellen des Körpers eine zweifache Wirkung hat; einmal kann es eine Steigerung der Stoffwechselvorgänge und zweitens eine Reifung und Differenzierung der Gewebe bedingen. Beide Vorgänge dürften mehr oder minder unabhängig voneinander verlaufen, da beim Warmblüter mehr die Steigerung der Verbrennungsprozesse, beim Kaltblüter mehr die Metamorphosewirkung deutlich wird.

Beide Wirkungen aber entstehen durch das direkte Eingreifen des Schilddrüsenhormons in das Stoffwechselgetriebe der Zellen, da auch noch Zellen in Gewebekultur die Hormonwirkung zeigen.

Wie ist ein solches Eingreifen des Thyroxins zu erklären? Eine außerordentlich wichtige Erkenntnis, welche für das Verständnis der

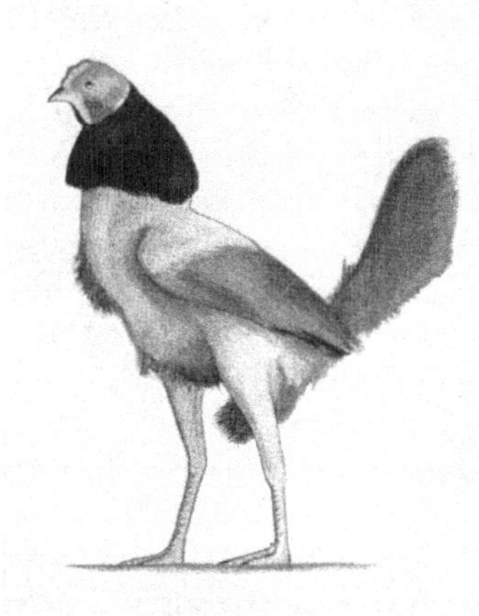

Abb. 11. Wirkung der Schilddrüsenzufuhr auf das Gefieder des Huhns. (Nach *Zawadowsky*.)

Wirkungsart der Hormone von grundsätzlicher Bedeutung sein dürfte, ist die, daß das Schilddrüsenhormon eine Erhöhung der Menge der Oxydasen der Zelle (also der oxydierenden Fermente) bedingt, daß es die Wirkung solcher Fermente verändern kann und somit eine regulierende Wirkung auf die in der Zelle vorhandenen Fermentketten besitzt. Freilich ist mit dieser Erkenntnis der primäre Wirkungsmechanismus des Schilddrüsenhormons „*Thyroxin*" und „*Trijodthyronin*" noch nicht erklärt. Zunächst ließ sich feststellen, daß meist bis zum Eintritt der Beeinflussung des Zellstoffwechsels ein längerer Zeitraum vergeht, der bei Thyroxin wesentlich größer ist als bei Trijodthyronin, dafür aber von längerer Dauer ist; ein Hinweis, daß es offenbar zu einer Reihe

24

chemischer Umsetzungen und Zwischenprodukte kommt, bis eine
Wirkung eintritt. Man hat dabei unter anderem eine Synthese von
Eiweißstoffen in den Körnchenstrukturen der Zelle (Mikrosomen,
Mitochondrien) sowie eine Aktivierung von Kern- und Zellfermen-
ten feststellen können. Doch ist letzte Klarheit über diese äußerst
schwer zu analysierenden Vorgänge bisher nicht erreicht worden.

Die Hormone der Schilddrüse Thyroxin, Trijodthyronin (und Kalzitonin)

Welcher Natur sind nun die wirksamen Stoffe der Schilddrüse:
Thyroxin und Trijodthyronin? Chemisch sind sie Abkömmlinge
der Aminosäure Tyrosin CH_3–$CHNH_2$–$COOH$, an die zunächst
ein (Mono-), dann 2 (Dijodtyrosin) Jodatome eingelagert sind.
Dann kommt es zu einer Koppelung von 2 Dijodtyrosin-Molekülen
und Einbau von Phenyläther zu Tetrajodthyronin = Thyroxin, dem
Haupthormon, sowie durch Koppelung von Monojodtyrosin und
Dijodtyrosin zu Trijodthyronin, dem zweiten jodhaltigen Hormon
der Schilddrüse, deren Mengenverhältnis bei den verschiedenen
Wirbeltierordnungen schwankt.

Diese Hormone werden dann im Schilddrüsenkolloid eingelagert und mit einem von den Epithelzellen der Schilddrüsenbläschen aufgebauten Eiweißstoff „Globulin" zu Thyreoglobulin,
einem inaktiven Hormondepot zusammengesetzt. Bei der
Aktivierung der Hormonsekretion wird durch fermentative
Proteolyse (Eiweißlösung) Trijodthyronin und Thyroxin wieder
frei, gelangen durch Rückresorption durch die Epithelzellen
wieder ins Blut und können dann im Körper ihre Wirkung ausüben. Der Aufbau dieser Schilddrüsenhormone beruht also im
wesentlichen auf Aufnahme, Verarbeitung, Speicherung des im
Blut in Form von Jodid vorhandenen Jods in der Schilddrüse.
Dabei ist diese Speicherwirkung außerordentlich groß. Schon
einige Minuten nach Einnahme von radioaktivem Jod läßt sich
durch einen an die Schilddrüse gehaltenen Geigerzähler der
Beginn der Jodfixierung feststellen.

Das Schilddrüsenhormon ist das zweite der bisher chemisch dargestellten Hormone. Nachdem es *Kendall* 1914 gelungen war, einen wirksamen Drüsenextrakt herzustellen, wurde in den zwanziger Jahren von *Harrington* sowohl die Strukturformel ermittelt, wie die erste künstliche Darstellung des Thyroxins durchgeführt.

Die Bildung des Thyroxins kann durch Hemmstoffe wie die neuerdings sehr bekannt gewordenen und medizinisch gegen Überfunktion der Schilddrüse eingesetzten Verbindungen Thiocyanat und Thiouracil u. ä. an verschiedenen Stellen unterbrochen werden; so verhindert Thiouracil die Jodierung des Tyrosins zu Dijodthyrosin und das Thiocyanat die Fixierung des Jods in der Schilddrüse.

Kropf

Daß die Schilddrüse sich bei überstarker Tätigkeit, bei der Basedowkrankheit, meist vergrößert, ist leicht verständlich; eigenartig ist aber zunächst, daß die stärksten Vergrößerungen der Schilddrüse gerade umgekehrt bei einer schlecht arbeitenden Schilddrüse zustande kommen. Während der Basedow- oder weiche Kropf eigentlich nie eine mäßige Größe überschreitet, kann es bei dem Bindegewebs- oder harten Kropf, bei dem das Drüsengewebe oft unterwertig und den Körperbedingungen nicht mehr gerecht wird, zu geradezu ungeheuerlichen Vergrößerungen und Auswüchsen kommen. Solche Kropfvergrößerung, bei der der Bindegewebsanteil der Drüse zu wachsen beginnt und dadurch die Blutzufuhr des Organs hemmen kann, bei dem aber auch das Drüsengewebe sich vermehren kann, offensichtlich, weil seine Leistungsfähigkeit gesunken ist, sind in manchen Gegenden ungemein häufig, während andere verschont bleiben. Es gibt Kropfgebiete, in denen die Krankheit „endemisch", d. h. einheimisch ist. Im allgemeinen sind es die Bergländer, in Europa die Alpen, Karpaten, Pyrenäen, in Asien der Himalaya, in Amerika die Anden. Da es sich herausgestellt hat, daß in diesen typischen Kropfgegenden im Boden und im Trinkwasser ein deutlicher Jodmangel besteht und, wie wir wissen, das Schilddrüsenhormon stark jodhaltig ist, kann man die schon lange vermutete Beziehung zwischen Jodmangel und Kropf heute als sicher ansehen.

Ganz ist die Sachlage damit freilich nicht geklärt. Einmal müssen erbliche Veranlagungen dazukommen, da auch in den kropfverseuchten Gegenden nicht alle Menschen erkranken, sodann aber gibt es auch ganz lokale Verschiedenheiten der Häufigkeit des Kropfbefalls, wie sog. Kropfhäuser, so daß man an eine Infektion mit noch unbekannten Erregern oder an Strahlenwirkungen des Bodens gedacht hat. Schließlich hat auch die Ernährung einen gewissen Einfluß; so kann man durch starke Kohlfütterung bei Kaninchen Kropf erzeugen (da Kohl einen Schilddrüsenhemmstoff enthält), und auch das Kalzium in Trinkwasser und Nahrung vermag einen gewissen Einfluß auszuüben. Sicher ist die Entstehung des Kropfes keine auf nur einer einzigen Ursache beruhende Erscheinung, aber ebenso sicher ist wohl, daß dem Jodmangel die Hauptursache zuzuschreiben ist.

Interessant ist auch, daß in solchen Kropfgegenden nicht nur die Menschen vom Kropf befallen werden, sondern auch die Haustiere, ja man kann sogar bei Forellen und Hechten, also den Fischen dieser Gegenden, kropfige Entartungen der Schilddrüse feststellen. Nun braucht ja an sich ein Kropf noch keine gefährliche Angelegenheit zu sein. In der Schweiz ist er eine so gewöhnliche Erscheinung, daß er in vielen Gegenden kaum auffällt. Aber es ist ein großer Unterschied zwischen leichten, ungefährlichen Kropfvergrößerungen und mehreren Pfund schweren Kropfsäcken, welche Atmung und Blutkreislauf stören, oder solchen Kröpfen, bei denen das Drüsengewebe normal arbeitet, so daß die Befallenen keine Beschwerden spüren, und solchen, die zum Zwergwuchs, zum Kretinismus führen, also den typischen Folgen starken Schilddrüsenhormonmangels. Bekanntlich sind in den Hochalpen Zwerge und Kretins nicht allzuselten. Es ist daher nur zu verständlich, daß man dem Jodmangel der Kropfgegenden durch Darbietung von Jod in der Nahrung abzuhelfen versucht. Man kann das durch Versorgung mit Seefischen und Gemüsen aus jodreichen Gegenden, vor allem der Meeresküsten, oder durch Darbietung von jodhaltigem Kochsalz, dem sog. „Vollsalz“, erreichen. Seitdem diese Behandlungsart eingesetzt hat, ist eine zweifellose Abnahme der Kropferkrankungen in den befallenen Gegenden festzustellen; freilich sollte Jodkochsalz nur in Kropf-

gegenden verwandt werden, da das Jod durchaus kein harmloses
Mittel darstellt und die Gefahr basedowartiger Erkrankungen bei
übermäßiger Darbietung besteht. Läßt sich so durch relativ
einfache Vorbeugungsmittel in früher Jugend bei Beginn der
Erkrankung in den meisten Fällen eine Heilung erzielen, wird also
hier durch Jodgabe die Schilddrüse wieder zu normaler Tätigkeit
angeregt, so ist das bei zu weitgehender Schädigung der Schild-

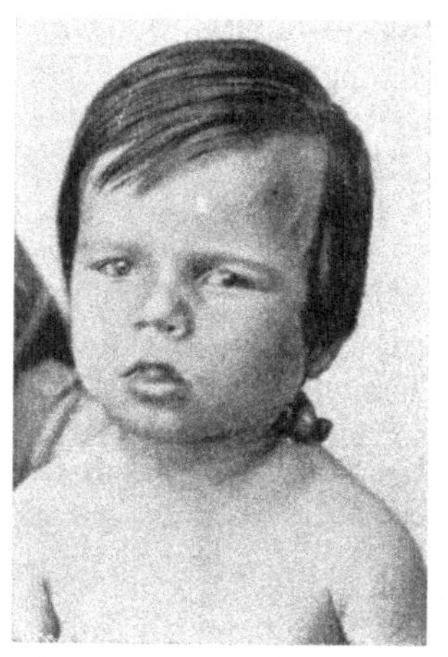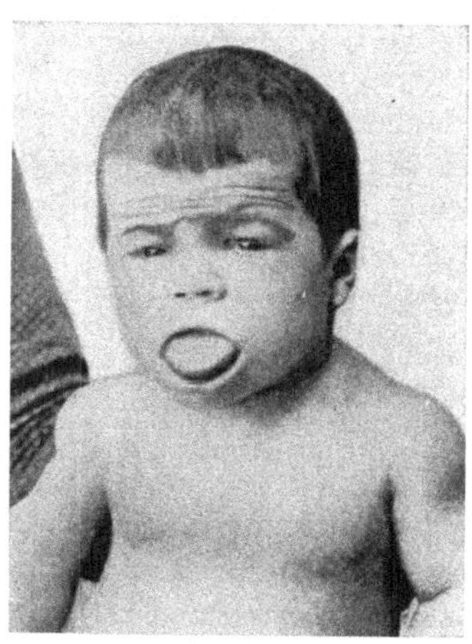

a   b

Abb. 12a u. b. Wirkung der Schilddrüsenbehandlung an einem 4jähri-
gen Mädchen. Links nach 3monatiger Behandlung. (Nach *Hofmeister*
aus *Trendelenburg*.)

drüse nicht mehr möglich; das minderwertige Drüsengewebe
vermag dann eben keine Hormone mehr zu erarbeiten, aber auch
in diesem Falle oder im Falle zu schwacher Schilddrüsenent-
wicklung kann man durch Ernährung mit Schilddrüsensubstanz
oder durch Einspritzen von Thyroxin neben vielen unheilbaren
Fällen oft ganz überraschende Heilungen erzielen. Wenn auch
solche Thyroxinbehandlung große Behutsamkeit erfordert, um
Herzschädigungen zu vermeiden, so wird man sich doch kaum
eine segensreichere ärztliche Behandlung vorstellen können, als

wenn durch rechtzeitige Zufuhr von Schilddrüsenhormon aus einem idiotischen Zwerg ein normales vollwertiges Menschenkind entsteht (Abb. 12).

Regulation, Rhythmus

Die Schilddrüse beherrscht also den Stoffwechsel, besonders die Verbrennungserscheinungen. Damit besteht für sie die Aufgabe, sich nach den wechselnden Bedürfnissen des Körpers einzurichten. Z. B. darf im Hunger nicht zuviel verbraucht werden, die Schilddrüse spart dann mit der Ausschüttung ihres Hormons. Fütterung steigert ihre Tätigkeit, sogar die Art der Nahrungsstoffe ist dabei von Bedeutung. Auch die Wirkung der Außentemperatur auf die Schilddrüse ist außerordentlich charakteristisch; während beim Warmblüter, Vogel und Säugetier, in der Kälte die Verbrennung im Körper gesteigert werden muß, um die Körpertemperatur bei der gesteigerten Wärmeabgabe noch aufrechtzuerhalten, und die Schilddrüse daher jetzt stärker arbeitet, ist das beim Kaltblüter wie beim Winterschlaf haltenden Säuger gänzlich anders. Der Kaltblüter kann ja seine Temperatur nicht erheblich über die Temperatur der Außenwelt steigern. Seine Körpertemperatur sinkt mit der der Außenwelt, und damit werden die chemischen Umsetzungen in seinem Körper nach den Gesetzen der chemischen Reaktionsgeschwindigkeit überhaupt herabgesetzt. Die Körperleistung sinkt, und die Schilddrüse stapelt ihr Kolloid auf, ohne erst den Versuch zu machen, dagegen zu arbeiten und den Stoffwechsel durch vermehrte Ausscheidung künstlich zu erhöhen. Freilich gibt es eine Zeit im Leben der Kaltblüter, in der trotz niedriger Temperatur die Schilddrüsentätigkeit gesteigert sein kann. Wenn die Grasfrösche im Frühjahr aus dem Winterschlaf erwachen, dann wird das im Winter angestaute Schilddrüsenkolloid verflüssigt, in großen Mengen ausgeschieden und dem Körper zur Verfügung gestellt. Aber das dient jetzt dazu, die bei der Laich- und Paarungszeit, die ja oft unmittelbar nach der Schnee- und Eisschmelze eintritt, nötigen Körperenergien zu liefern. Wie sehr der Jahreszeitenwechsel und der damit bedingte Lebensrhythmus der Tiere von der Tätigkeit der Schilddrüse abhängt, haben wir schon z. T. erwähnt. So ist der Winterschlaf mancher Säugetiere mit eine Folge davon, daß die Schilddrüse ihr Sekret zurückhält und nicht mehr ins Blut gelangen läßt. Die herbstliche Mauser der Vögel, der Haarwechsel der Säugetiere, die Anlage des Winterpelzes im Herbst und des Sommerpelzes im Frühjahr sind mit auf die vermehrte Tätigkeit der Schilddrüse zurückzuführen und vieles andere mehr. So scheinen auch Tagesschwankungen vorzukommen, Sonnenbestrahlung einen Einfluß zu haben u. ä. Aber auch *innere* Reize sind wirksam. Es besteht eine innere Beziehung zwischen Schilddrüse und Keimdrüse, deren Wesen zwar noch nicht enträtselt ist, deren Dasein aber nicht geleugnet werden kann. Einmal scheint das Schilddrüsenhormon in geringen Mengen auf die Keimdrüsen anregend zu wirken, während sie in starken Mengen eine ausgesprochene Hemmungswirkung auf sie ausübt; im Tierversuch kann z. B. übermäßige Schilddrüsenzuführung zur Kastration führen. Aber auch umgekehrt gehen von der Veränderung des Keimdrüsenapparates geheimnisvolle Beeinflussungen der Schilddrüse vor sich. Bekanntlich soll schon die erste Vereinigung der Geschlechter zu einem leichten Anschwellen der Schilddrüse führen und damit zu einer leichten Anschwellung des Halses. Und während der Schwangerschaft schließlich ist die Tätigkeit der Schilddrüse deutlich heraufgesetzt. Bei den Nagetieren, z. B. den Ratten und Mäusen, die alle Monate eine Brunst durchmachen, durchläuft die Schilddrüse ganz regelmäßige Veränderungen, die im gleichen Rhythmus verlaufen. Aber auch zu anderen innersekretorischen Drüsen wie Nebenniere, Hypophyse und Pankreas bestehen sichtlich Beziehungen. Dazu aber kommt es noch zu einer Partnerschaft mit der Nebenschilddrüse und den „Ultimobranchialkörperchen". Beinahe selbstverständlich erscheint, daß auch das Alter seinen Einfluß auf die Schilddrüse ausübt, denn die Höhe des Stoffwechselumsatzes ändert sich zwischen Jugend und Alter. Beim Menschen soll in den mittleren Jahren das Gewicht und der Jodgehalt der Drüsen am stärksten ausgebildet sein.

So ist die Schilddrüse geeignet, auf die verschiedensten Reize anzusprechen und den verschiedensten Bedürfnissen des Körpers gerecht zu werden. Sie ist eine Beherrscherin des Stoffwechsels, aber sie ist damit keineswegs die oberste Befehlsstelle. Die meisten dieser Reize wirken gar nicht direkt auf die Schilddrüse ein, sondern sie werden vermittelt durch eine Beeinflussung übergeordneter

Stellen. Wir kennen zwei solche Befehlsvermittler der Schilddrüse.
Der eine ist offenbar das Nervensystem, und zwar das Eingeweidenervensystem, denn die Schilddrüse wird überaus reichlich mit
Nerven versorgt. Darauf deutet die wechselnde Beeinflussung
seelischer Erregungen durch die Schilddrüse und umgekehrt.
Diese Nerven könnten entweder direkt das Drüsengewebe
beeinflussen oder aber durch Veränderung der Blutversorgung
ihre Wirkung ausüben. Aber darüber wissen wir eigentlich noch
nicht viel. Viel deutlicher ist die Abhängigkeit der Schilddrüse von
einer anderen innersekretorischen Drüse, der Hypophyse, oder
genauer von einem schilddrüsenwirksamen „thyreotropen"
Hormon des Hypophysenvorderlappens. Die Hypophyse regelt
die Tätigkeit der Schilddrüse, indem sie ein schilddrüsenwirksames
Hormon ausschickt, das durch das Blut an die Schilddrüse herangetragen wird. Auch auf die ausgeschnittene Schilddrüse oder
sogar auf Gewebsschnitte auf dem Objektträger wirkt das
thyreotrope Hormon der Hypophyse noch anregend. Das
thyreotrope Hormon wirkt im allgemeinen nur auf Schilddrüsengewebe (doch scheint der beim Basedow oft auftretende Exoph-
thalmus (Glotzauge) direkt durch das thyreotrope Hormon
bedingt zu sein), das Schilddrüsenhormon aber wirkt rückwirkend auf die Ausscheidung des thyreotropen Hormons. Wir
sehen hier die eigentümliche Tatsache, daß das innersekretorische
System Rangordnungen hat; die Befehlsgewalt der einen Drüse ist
nicht gleich der anderen, und wir werden später sehen, daß gerade
der Hypophyse hier eine ganz besondere Stellung zukommt. Doch
auch die anderen innersekretorischen Drüsen sind für die Tätigkeit der Schilddrüse nicht ohne Bedeutung. Wir müssen uns ja
vorstellen, daß das gesamte innersekretorische System gewissermaßen eine Einheit vorstellt, ein Ganzes, innerhalb dessen der
eine dies, der andere jenes zu vollbringen hat, in dem aber alle so
miteinander verkettet sind, daß nur durch ihre Zusammenarbeit das
kunstvolle Ganze entsteht und erhalten bleibt, in dem also alle
mehr oder weniger voneinander abhängen. Wir wollen und
können hier noch nicht auf diese überaus verwickelten Zusammen-
hänge im einzelnen eingehen, müssen zudem noch auf ein erst
kürzlich entdecktes Hormon „Calcitonin" zu sprechen kommen,
das bei Säugetieren als „Thyreocalcitocin" bekannt geworden ist

und in besonderem Drüsengewebe der Schilddrüse erzeugt wird, während es sonst in eigenen Drüsen, den „Ultimobranchialkörperchen" gebildet wird und als Antagonist der Nebenschilddrüse den Ca + Stoffwechsel regelt.

IV. Nebenschilddrüse = Epithelkörperchen und Ultimobranchialkörperchen

Als man zuerst Tieren die Schilddrüse herausnahm, starben sie sehr bald unter Krämpfen und das gleiche geschah mitunter bei den ersten chirurgischen Behandlungen des menschlichen Kropfes, aber nicht deshalb, weil man die Schilddrüse entfernt hatte, deren Ausfall, wie wir wissen, nur sehr langsam über Myxödem und Idiotie zum Tode führte, sondern weil man versehentlich mit der Schilddrüse 4 winzig kleine, nur Bruchteile eines Gramms wiegende Körperchen mit herausgenommen hatte, die sog. Epithelkörperchen oder Nebenschilddrüsen (siehe Abb. 3). Weil sie so klein und so versteckt an der Schilddrüse liegen, hat man lange nichts von ihnen gewußt, aber trotz ihrer Kleinheit sind die Epithelkörperchen überaus wichtig. Ja, ihr Wegfall führt unter Krampfanfällen viel rascher zum Tode als die Wegnahme der so viel größeren und schwereren Schilddrüse. Wodurch entstehen die so charakteristischen Krampfzustände bei Herausnahme der Epithelkörperchen? Es müssen nicht immer die kompliziertesten Stoffe sein, die im Körper eine wesentliche Rolle spielen; die Mineralstoffe, die einfachsten Salze sind mitunter genau so nötig, und ihre Beherrschung und mengenmäßige Regelung kann unter Umständen genauso wichtig, ja wichtiger sein als die Herstellung eines hochkompliziert gebauten Eiweißkörpers, der als Zellbaustein dienen soll, oder eines Hormons oder eines Ferments. Und so ist denn die Beherrschung des Kalk- und Phosphatstoffwechsels, die richtige Verteilung des Kalziums und Phosphats in Blut und Gewebe, die lebenswichtige Aufgabe der Epithelkörperchen. Nimmt man sie heraus, so sinkt der Kalziumgehalt des Blutes in kurzer Zeit von 10 mg bis unter 7 mg in 100 ccm Blut. Dabei tritt zunächst ein Zittern, ein Anspannen der Muskelfasern auf, es entwickeln sich in kürzester Zeit schmerzhafte Krämpfe, die alle

Muskelpartien ergreifen können, und das Tier geht unter den Erscheinungen der „Tetanie", des Starrkrampfes, zugrunde. Erkranken beim Menschen nicht alle Epithelkörperchen, dann sind die Krampferscheinungen nicht so stark und beschränken sich zunächst auf eine eigenartig verkrampfte Haltung der Finger, die sog. „Geburtshelferstellung". Sind die Anfälle noch geringer, dann kann noch eine Neigung zu Krampfanfällen zurückbleiben, die besonders dann in Erscheinung tritt, wenn durch Erschöpfung, Fieber oder Schwangerschaft erhöhte Anforderungen an den Körper gestellt werden. Solche Neigung zu Krampfanfällen kommt ziemlich häufig bei Kindern im ersten Lebensjahre vor, oft in Verbindung mit Rachitis, um sich dann meist im späteren Leben zu verlieren.

Umgekehrt – wenn die Nebenschilddrüse zu stark sezerniert – kommt es zu einer Aktivierung von Knochenzellen, die Ca Phosphat aus der Knochensubstanz freimachen, sowie gleichzeitig zur Ausscheidung größerer Mengen Phosphat durch die Niere, welche den Blutphosphatgehalt herabsetzt und, da im allgemeinen im Blut die Menge des Phosphats im umgekehrten Verhältnis zur Ca + Menge steht, den Blutkalkspiegel erhöht.

Wenn im Tierversuch zuviel „Parathormon" injiziert wird, kann der Blutkalkgehalt so steigen, daß das Blut sich eindickt, die Zellmembranen undurchlässiger und die Knochen brüchig werden.

Das Hormon der *Nebenschilddrüse* stellt ein Polypeptid von 83 Aminosäuren dar, deren Sequenz weitgehend geklärt ist. Es hat nach dem Gesagten die Aufgabe, den Kalkstoffwechsel zu regulieren und steht in dieser Aufgabe nicht allein da, sondern arbeitet mit einem antagonistischen Hormon der Ultimobranchialkörperchen, dem „*Calcitonin*" zusammen. Dazu kommt noch, daß ein Vitamin, das Vitamin D in den Kalkstoffwechsel eingreift.

Ultimobranchiale Körperchen (ultimus letzte lat., branchia Kiemen) sind, wie der Name besagt, drüsige Organe der hinteren Kiemen der Fische, kommen aber in mehr oder minder ausgebildeter Form und in voller Funktion bei allen Wirbeltieren vor. Sie verschmelzen bei den Säugetieren mit der Schilddrüse, behalten aber ihr eignes Drüsengewebe innerhalb der Schilddrüse und ihre Funktion bei. Ihr Hormon ist das *Calcitonin*, ein Peptid von 37 Aminosäuren, das in der Zusammensetzung seiner Aminosäuren innerhalb der

Wirbeltierreihe schwankt, aber die Gesamtzahl beibehält. Es reguliert den Kalkstoffwechsel antagonistisch zum Parathormon der Nebenschilddrüse, d. h. es senkt den Ca + -Gehalt des Blutes und erhöht die Ca + -Aufnahme der Knochen.

Wie das Parathormon wird es durch den Blutkalkspiegel zur Sekretion gereizt, nur natürlich im umgekehrten Sinne. Absinken des Ca-Spiegels bedingt die Ausschüttung des Parathormons, Erhöhung die des Calcitonins.

Epithelkörperchen und Vitamin D

Im übrigen gibt es auch noch andere Regulationsmöglichkeiten für Kalk und Phosphor im Körper. Eine Kalkmangelkrankheit des jugendlichen Alters ist die Rachitis, die bekanntlich durch Gaben von Vitamin D in der Nahrung oder durch Ultraviolettbestrahlung der Haut, wobei aus einem Provitamin (7-Dehydrocholesterin) sowie Ergosterin wirksames Vitamin gebildet wird, geheilt werden kann. Das Vitamin D beeinflußt also auch den Kalkstoffwechsel; merkwürdigerweise sorgt es ebenfalls für ein richtiges Verhältnis von Phosphor und Ca. Wir haben hier einen Fall eines Zusammenwirkens zweier verschiedener Wirkstoffe, eines Hormons und eines Vitamins, die beide von wesentlicher, im einzelnen verschiedenartiger Wirkung auf den Kalkstoffwechsel der Zellen und Gewebe sind. Man könnte das ein Prinzip der doppelten Sicherung nennen, ein Ineinandergreifen von Hormon und Vitaminen, wie wir es noch öfters zu verzeichnen haben.

Auch für den Terrarienliebhaber ist das Vitamin D wichtig, da durch Bestrahlung mit künstlicher Höhensonne oder durch Fütterung mit dem Vitaminpräparat Vigantol ausländische Reptilien sehr viel leichter und besser gehalten werden können.

V. Nebenniere

Erst durch die späte Entdeckung des Thyreocalcitonins ist eine gewisse Zusammenarbeit der beiden örtlich so nahe gelegenen innersekretorischen Drüsen Schilddrüse und Epithelkörperchen nachgewiesen worden; im Gegensatz dazu ist schon lange bekannt, daß die Hormone der Schilddrüse und des Nebennierenmarks, zweier weit auseinander liegender Drüsen sich in mancherlei Weise ergänzen und in ihrer Wirkung ineinanderspielen. Die Nebenniere gehört beim Menschen zu den innersekretorischen Drüsen, deren völliger Ausfall zum raschen Tode führt, und das gleiche gilt für die meisten höheren Wirbeltiere. Die Nebennieren liegen gewöhnlich am vorderen Nierenende und bestehen bei den Säugetieren aus einem bräunlichen Innen- und einem gelblich-fettigen Rindenteil. Zwei Bestandteile, die man als Nebennierenmark und Nebennierenrinde auseinanderhalten muß, denn diese beiden Gewebeanteile der Nebenniere haben eigentlich nur wenig miteinander zu tun. Im Anfang der Wirbeltierreihe, bei den Haifischen, sind sie überhaupt noch gar nicht miteinander verbunden. Der Rindenanteil bildet hier eine ziemlich lang-gestreckte Wucherung der Leibeshöhlenwand, eine einheitliche, aus Säulchen und Bälkchen zusammengesetzte innersekretorische Drüse, während der Markteil aus zahlreichen, hintereinander liegenden Zellhäufchen besteht, die aus Zellen des Eingeweide-nervensystems, der „Sympathikusanlage", entstehen, die aber einen drüsigen Charakter annehmen und die man wegen ihrer besonderen Färbbarkeit mit Chromsäure auch „chromaffine" Zellen nennt. Ursprünglich, d. h. während der Embryonal-entwicklung, finden sich diese chromaffinen Zellen auch bei den Säugetieren noch zerstreut neben dem Sympathikus längs des Körpers, und erst kurz vor der Geburt sammelte sich die Hauptmasse in dem sog. Nebennierenmark an. Aber auch nachher bleiben stets Reste des mit Chromsäure sich färbenden Gewebes im Körper zurück, ja in den sympathischen Nervenzellen selber kann man Spuren davon finden. Rinde und Mark sind also ganz verschiedenen Ursprungs, und wir wissen auch heute noch nicht, weshalb sie bei höheren Tieren einen so innigen Zusammenhang gewonnen haben.

Nebennierenmark

Wir sagten schon, daß beim Menschen und den meisten höheren Wirbeltieren die Entfernung der Nebennieren zum Tode führt. Das liegt aber offensichtlich nur an der lebenswichtigen Bedeutung der Rinde. Wieweit das Mark zum Leben unbedingt notwendig ist, ist sehr schwer zu entscheiden, denn wenn auch die völlige Entfernung des Nebennierenmarks allein ertragen werden kann, so bleibt doch stets im Körper genug chromaffines Gewebe zurück, das die Aufgaben des herausgenommenen Organs übernehmen könnte. Erst neuerdings ist es gelungen, nachzuweisen, daß der Hormongehalt des Nebennierenmarks im Blute schwankt, und zwar offensichtlich in Beziehung zur körperlichen Leistungsfähigkeit und zum Tagesrhythmus. Dabei sind wir eigentlich über die Hormone des Nebennierenmarks und ihre Wirksamkeit ganz gut unterrichtet. In der Zeit zwischen 1894 und 1905 gelang es, vom erstmalig hergestellten wirksamen Markextrakt bis zum kristallisierten Drüsenstoff und zum ersten synthetisch dargestellten Drüsenhormonen, dem „*Adrenalin*" (*Stolz* 1904) zu kommen. Adrenalin $C_9H_{13}NO_3$ ist chemisch ein „Metylaminobrenzkatechin", also ein „ganz einfacher" Körper oder sagen wir ein für ein Hormon verhältnismäßig einfacher Stoff. Viel später (*von Euler*) wurde festgestellt, daß neben dem Adrenalin im Nebennierenmark ein zweites Hormon, das chemisch nahe verwandte „*Noradrenalin*", vielleicht sogar eine dritte hormonwirksame Substanz, das „*Dopamin*", vorhanden sind, die alle drei durch Oxydation aus der Aminosäure Phenylalanin in der Reihenfolge Phenylanalin – Tyrosin – Dopamin – Noradrenalin – Adrenalin gebildet werden. Der Gehalt der Nebennierenmarkhormone schwankt nicht nur in bezug auf Tagesrhythmus und körperliche Leistungsfähigkeit, sondern auch in Beziehung auf Erregungszustände wie Zorn, Schreck, Angst, also Emotionsbelastungen, die *Selye* „*Stress*" genannt hat, wobei die Nebennierenrindenhormone eine wesentliche Rolle spielen (S. 44) und damit doch einen gewissen Zusammenhang zwischen der Funktion von Rinde und Mark der Nebenniere andeuten. Die Wirkungen der Nebennierenmarkhormone gleichen denen, die bei einer Steigerung des Tonus des Sympathikus auftreten und sind verständlich, da die Markzellen ja aus der „Sympathikus-anlage" entstehen, also umgewandelte Zellen des vegetativen Nervensystems darstellen.

Die Hormonabgabe erfolgt stetig, wird aber in jeder Stressreaktion gesteigert und entspricht einer Reizwirkung des Nervus-Splanchnicums, eines Acetylcholin absondernden Astes des sympathischen Systems, wobei das Acetylcholin wieder die Adrenalinabgabe steigert. Hier zeigt sich also eine besonders innige Verquickung von Nerven- und innersekretorischem Drüsensystem zur Regelung der vegetativen Funktionen. Dabei sind trotz der nahen chemischen Verwandtschaft die Wirkungen von Adrenalin und Noradrenalin keineswegs überall die gleichen. An gemeinsamen Auswirkungen wären zu erwähnen: Erhöhung von Blutdruck, Stoffwechsel und Blutzucker, wobei die Erhöhung des Blutzuckers von beiden Hormonen durch Abbau des Leberglycogens zu Glucose durch Aktivierung der „Glycogenolyse" durch dephosphorylierende Fermente bewerkstelligt wird. Entgegengesetzt wirken sie aber auf Puls, Gefäßkontraktion und peripheren Kreislaufwiderstand. Aber auch bei der beiden Hormonen gemeinsamen Erhöhung des Blutdrucks sind die Arten ihrer Wirkungen verschieden: Adrenalin stärkt die Kraft des Herzschlags und erhöht so beim Zusammenziehen (Systole) den systolischen Blutdruck, vergrößert die Blutmenge (Herzminutenvolumen) und erweitert die Arterien. Noradrenalin wirkt dagegen im wesentlichen durch Verengung der Blutgefäße der Muskeln. Die vorzüglichste Wirkung der Nebennierenmarkhormone ist wohl die Regelung der Blutverteilung im Körper in Anpassung an die jeweils geforderte Leistung. Gleichzeitig zeigt sich in der wechselnden Wirkung der Markhormone, die in verschiedenen Körperregionen verschiedene Antworten auslösen können (z. B. Gefäßerweiterung in der Muskulatur, Gefäßverengung peripher), daß der Reaktionsspezifität der einzelnen reagierenden Gewebe wesentliche Bedeutung zukommt. Man hat diese Variation der Auswirkung in den verschiedenen Zielorganen durch die Annahme verschiedener Rezeptoren, sog. α- und β-Rezeptoren, in diesen Organen zu erklären versucht, die in den einzelnen Organen verschieden verteilt, verschiedene Antworten auslösen, wobei den α-Rezeptoren die Kontraktion glatter Muskeln, Erhöhung des

Blutdrucks, Verlangsamung des Herzschlags auf Noradrenalin, den β-Rezeptoren Entspannung der glatten Muskulatur, Erweiterung der Blutgefäße und Steigerung des Herzschlags zugeschrieben wurde.

Noradrenalin kommt daneben als Überträgerstoff auch im Gehirn und besonders im Hypothalamus vor, wo es gebildet, gespeichert und bei Bedarf ausgeschüttet werden kann.

Die Wirkung des Adrenalins zeigt sich auch am ausgeschnittenen Organ; man kann daher die charakteristischen Eigenschaften des Markhormons an herausgeschnittenen Darmteilen „austesten", die Wirkung bleibt die gleiche. Medizinisch wichtig aber kann das Adrenalin durch seine gefäßverengende Wirkung werden, wenn man es als Blutstillungsmittel bei Blutungen oder bei Operationen mit „örtlicher Betäubung" zusammen mit dem Betäubungsmittel in die Gewebe einspritzt, da es einmal durch die Verengung der Blutgefäße das Betäubungsmittel länger an der eingespritzten Stelle verweilen läßt, zum andern das ganze Gewebe blutleer macht und daher eine starke Verminderung des bei der Operation entstehenden Blutverlustes bewirken kann. Wegen seiner Herzschlag anregenden und die Atmung erleichternden Wirkung kann es bei Herzschwäche und Asthma heilbringende Verwendung finden sowie bei verzweifelten Fällen des Herzstillstands als Herzaufpeitschungsmittel lebensrettenden Einfluß haben, sowie die Beschwerden bei Heuschnupfen lindern.

Nebennierenrinde

Während also die Bedeutung des Nebennierenmarks im ruhenden Körper umstritten ist, herrscht über die Lebenswichtigkeit der Nebennierenrinde kein Zweifel. Der tödliche Ausgang der Nebennierenentfernung beruht auf der Entfernung der Rinde. Nur Tiere, die außerhalb der Nebennieren noch genügend zusätzliches Rindengewebe besitzen (Ratten), überstehen die Operation. Die Nebennierenrinde stammt von Leibeshöhlenwandzellen ab, und zwar bilden die Rindenzellen feste Säulchen und Bälkchen, die in den verschiedenen Teilen der Rinde verschieden angeordnet sein können, so daß man bei den Säugetieren eine äußere schlingenförmige Zone (Zona glomerulosa), eine mittlere radiäre (Zona fasciculata) und eine innere netzförmige (Zona reticulata) unterscheiden kann (s. Abb. 14). Alle Zellen der Rinde sind mit Lipoid-tröpfchen, also fettartigen Stoffen, angereichert, die offensichtlich in die Blutbahnen entleert werden können. Vielfach kann zusätzliches Rindengewebe außerhalb der eigentlichen Nebenniere vorhanden sein. Bei den Vögeln ist die Rinde mehr mit dem Markgewebe verflochten als bei den Säugern, bei niederen Wirbeltieren mehr oder sogar völlig getrennt.

Im Jahre 1855 beschrieb der Londoner Arzt *Thomas Addison* eine fast durchweg tödlich verlaufende Krankheit, die er auf eine tuberkulöse Erkrankung der Nebenniere zurückführen konnte. Diese Krankheit, der Morbus Addisoni oder Addisonsche Krankheit, ist gekennzeichnet einesteils durch zunehmende Schwäche, Abmagerung und Körperverfall des Kranken, zum anderen durch eine schmutzigbraune Verfärbung der Haut. Es hat sich später gezeigt, daß bei der Addisonschen Krankheit der Ausfall der Nebennierenrinde das Krankheitsbild verursacht, da sie auch bei unversehrtem Nebennierenmark auftreten kann. Die Krankheit war früher unheilbar. Im Mittelpunkt des Krankheitsbildes steht die zunehmende *Muskelschwäche* und Ermüdbarkeit des Kranken. Muskelschwäche und rasche Ermüdbarkeit zeigen sich auch bei Tieren, denen man die Nebennierenrinde entfernt. Beim Haifisch ist die Rinde vom Mark getrennt, die Operation daher besonders leicht; die Tiere wurden nach der Entfernung der Rinde so schwach, daß sie sich kaum mehr umdrehen konnten und nach wenigen Tagen unter Atemstillstand starben.

Neben der Muskelschwäche sind dann vor allem zwei Erscheinungskomplexe bei Ausfall der Nebennierenrindenhormone charakteristisch. Einmal eine Störung des *Elektrolyt (Salz)*-Gleichgewichts und damit auch des *Wasserhaushalts* und zweitens eine Störung des Kohlehydratstoffwechsels. Es hat sich tatsächlich gezeigt, daß es für diese beiden Ausfallerscheinungen zwei einander chemisch nahe verwandte Hormongruppen gibt. Man hat sie ihrer Natur nach in die Mineralo- und die Glucocorticoide (Glucose Traubenzucker, Cortex Rinde) eingeteilt. Freilich bedeutet dies nicht, daß ein typisches Glucocorticoid gar keinen Einfluß auf den Mineralstoffwechsel hätte, oder ein Mineralocorticoid keinen auf den Zuckerhaushalt, sondern besagt nur, daß eben die Hauptwirkung durch die Bezeichnung charakterisiert wird. Die Grenzen ihrer Wirksamkeit überschneiden sich. Chemisch sind es sogenannte Sterine oder Steroidhormone, die sich vom Cholesterin des Körpers herleiten und neben der Nebennierenrinde auch in der Gonade als Sexualhormone wirksam sind.

Ich möchte hier ganz kurz auf die chemische Natur dieser Steroidhormone eingehen. Das Grundgerüst setzt sich zusammen aus 3 Benzol- und einem Fünferring:

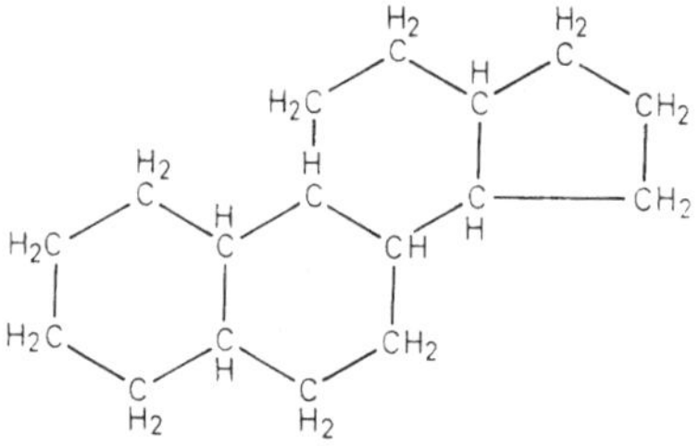

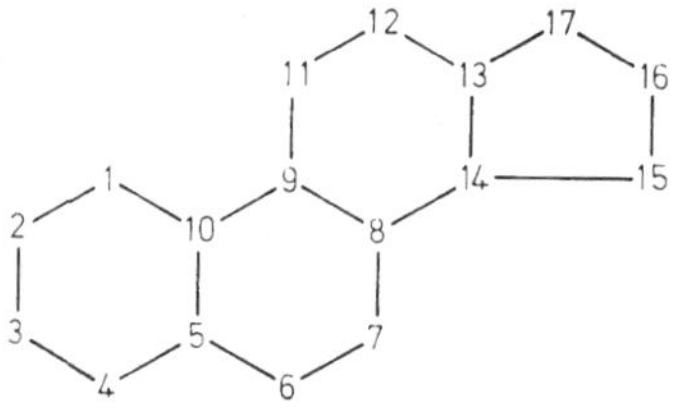

Die einzelnen C-Atome sind numeriert, und man kann sie der Einfachheit halber mit den H-Atomen in der Darstellung weglassen.

Von den 30 bisher aus der Nebennierenrinde isolierten Corticosteroiden haben sich zwei als besonders lebenswichtig erwiesen: *Cortisol* und *Aldosteron*. Von ihnen ist das *Cortisol* das wichtigste Gluco-, *Aldosteron* das wesentlichste Mineralocorticoid. Daneben kommt eine Reihe weniger wirksame Rindenhormone wie Corticosteron, Cortison, Desoxycorticosteron sowie „androgene" und „oestrogene" sexualwirksame Hormone, vor allem aber das *Progesteron* vor, das in der Bildung sowohl der Nebennierenrinden wie der Sexualhormone aus Cholesterin eine zentrale Rolle spielt.

Der erste Schritt der Synthese der Rindenhormone aus Cholesterin ist bekannt. Er wird ausgelöst – vor allem bei den Glucocorticoiden durch das rindenwirksame Hormon der Hypophyse ACTH (adrenocorticotropes Hormon). Dabei entsteht durch Abspaltung einer an C^{17} ansetzenden Kohlenwasserstoffkette des Cholesterins das Pregnenolon, worauf durch Fermente zunächst Progesteron und dann teils über 17 Hydroxy-Progesteron die Nebennierenrindenhormone gebildet werden. Erwähnt sei hier, daß die Bildung der Geschlechtshormone in den Gonaden, nach

21 CH₃
20 CH—R
18
19
17
3
HO
Cholesterin

CH₃
C=O
17
HO
Pregnenolon

CH₃
C=O
CH₃
CH₃
O
Progesteron = C₃=O

C 17 OH Progesteron
C 21 OH Progesteron
C 17 OH Progesteron

CH₃
C=O
OH
17
O

21 CH₂OH
C=O
O

CH₃
C=O
OH
17
O

CH₂OH
C=O
OH
17
O
17 OH Desoxycorti-
osteron

CH₂OH
C=O
H₂COH
18 OH Desoxycorti-
osteron
O

O
Andrenostepion
O

OH
Testosteron
O

CH₂OH
C=O
HO
OH
11
17
O
Cortisol
Nebennierenrinde

CH₂OH
C=O
HO
O=CH
Aldosteron
O

O
HO
Oestron
Gonade

OH
HO
Oestradiol

41

unseren Kenntnissen, in grundsätzlich gleicher Weise über
Cholesterin, – Pregnenolon – Progesteron verläuft, nur daß hier
der Anstoß nicht durch das ACTH, sondern durch die gonadotropen Hormone des Hypophysenvorderlappens erfolgt.

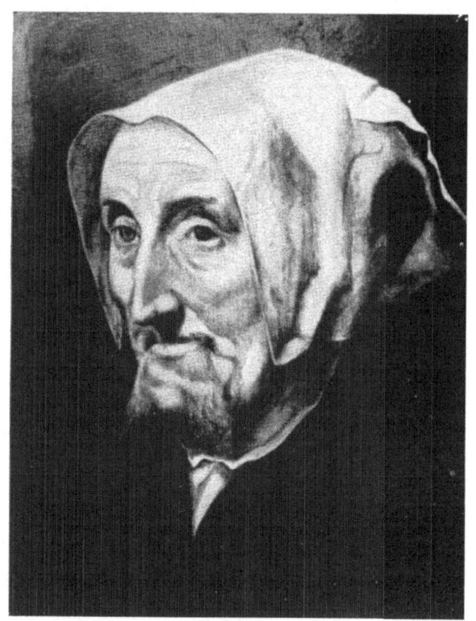

Abb. 13

Bildnis der Margret Halseber von Antonio Moro (1512–1567, Suermondt-
Museum Aachen), ein medizinisch interessantes Bild, das auf Überfunktion
der Nebennierenrinde hindeutet. (Nach *Hoff*, *Dtsch. Med. Wochenschr.* 1950.)

Infolge dieser chemischen Verwandtschaft der Hormone der
beiden innersekretorischen Drüsen, kommt es in der Nebennierenrinde zu einer beträchtlichen Menge geschlechtswirksamer Stero-
ide, von denen die meisten vermännlichenden Einfluß haben.
Man nennt sie daher „androgene" Wirkstoffe. Sie besitzen gleichzeitig eine Wirkung auf den Eiweißstoffwechsel, indem sie den
Aufbau von Eiweiß aus Kohlehydraten fördern. Neben solchen
„Androgenen" (z. B. Androsteron, Androstendion, in der Struk-
turtabelle versehentlich Andrenostepion geschrieben), werden in
der Rinde auch „östrogene", also weibliche Geschlechtshormone
gebildet, wie „Oestron" und natürlich Progesteron, da dies ja bei

der Synthese der Sterodhormone an zentraler Stelle steht. Es besitzt dabei eine gewisse Ersatzwirkung für ausfallende Nebennierenrindenhormone. Es ist daher verständlich, daß die Nebennierenrinde in einem gewissen Zusammenhang mit der Keimdrüse steht und, daß bei Rindengeschwulst mit vermehrter Hormonausscheidung der „Androgene" das weibliche Geschlecht vermännlicht werden kann, aber auch der umgekehrte Fall der Verweiblichung des Mannes kann, wenn auch selten vorkommen.

Bei der Einwirkung des ACTH auf die Nebennierenrinde ist wichtig zu bemerken, daß hauptsächlich die Glucocorticoide unter seiner Kontrolle stehen, während das Aldosteron von ihm ziemlich unabhängig in Bildung und Sekretion zu sein scheint, da es auch bei Hypophysektomie noch weiter tätig bleibt und den Salzhaushalt regulieren kann. Damit steht offenbar im Zusammenhang, daß auf ACTH im wesentlichen nur die mittlere Zona fasciculata anspricht, d. h. auf ACTHmangel atrophiert, auf Überdosis anschwillt, während die äußere Zona glomerulosa sich dabei kaum verändert. Daraus kann man schließen, daß die Zona fasciculata der Bildungsort der Glucocorticoide, die Zona glomerulosa der des Aldosterons ist, zumal dieser Bezirk auf Veränderungen des Elektrolytgehaltes reagiert.

1. *Mineralocorticoide*: Aldosteron, 11 Desoxycorticosteron, Corticosteron, Cortison, um noch einige Rindenstoffe zu nennen, die z. T. neben ihrer Wirkung auf den Zuckerstoffwechsel wie bei Cortison auf den Wasserhaushalt Einfluß haben, die aber im Vergleich zu Aldosteron in ihrer Wirksamkeit auf den Salzstoffwechsel und damit auf die Lebenserhaltung bei völligem Ausfall der Rinde weit zurückstehen.

Aldosteron reguliert den Elektrolythaushalt, indem es die Resorption von Na^+ und Cl^- in den Nierentubuli zugleich mit dem dazu nötigen Wasser fördert und die K^+-Resorption vermindert; es erhöht dadurch den Natriumgehalt im Blut und normalisiert so das Na/K-Verhältnis im Blut in der Muskulatur. Ein Verhältnis, das lebenswichtig ist, da zu großer Natriumverlust das Weiterleben unmöglich macht. Zuviel Aldosteron kann durch zu hohen K^+-Verlust zu Muskelschwäche und durch zu hohen Na^+-Spiegel zu großer Flüssigkeitsretention und zu hohem Blutdruck führen.

2. *Glucocorticoide.* Die Glucocorticoide, vor allem das Cortisol regeln den Kohlehydratstoffwechsel, sie setzen eine übermäßige Zuckerverbrennung herab, speichern Glykogen in Leber und Muskeln und erhöhen den Blutzuckerspiegel indem sie aus Eiweiß Glukose herstellen, daneben wird die zuckerverbrennende Tätigkeit des Insulins gehemmt. Dadurch kommt es bei ihrem Fehlen zu starkem Zuckermangel vor allem im Muskelgewebe, so daß die Muskelschwäche, die „Adynamie", wohl durch den Ausfall der Glucocorticoide bewirkt wird. Sind sie im Übermaß vorhanden (Cushingsche Krankheit), besteht die Gefahr der Knochenbrüchigkeit und der Hautsprödigkeit, da den Geweben Eiweiß entzogen und zu Zucker verarbeitet wird; auch das Wachstum wird gehemmt. Andrerseits kann Leberhypertrophie und Vermehrung des Körperfettes eintreten. Wie bei den Mineralocorticoiden ein Einfluß auf den Zuckerstoffwechsel, so kann auch bei den Glucocorticoiden eine nicht unwesentliche Wirkung auf den Wassersalzhaushalt beobachtet werden; so kann bei Unterfunktion der Nebennierenrindenhormone z. B. bei der *Addison*-Erkrankung eine gewisse Störung der Wasserausscheidung gerade durch die Glucocorticoide geheilt werden.

Nebennierenrinde und Belastung
(Stress)

Während Mineralocorticoide den Erhalt des Lebens bei völligem Ausfall der Nebennierenrinde im Tierversuch ermöglichen, spielen die Glucocorticoide bei Anpassung an körperliche und seelische Belastung eine größere Rolle.

Ich habe (S. 36) bei Besprechung der Nebennierenmarkhormone erwähnt, daß bei Emotionsbelastungen: Zorn, Schreck, Angst eine Erhöhung der Adrenalinausschüttung als Anpassungsreaktion erfolgt, die einer Steigerung des Tonus des sympathischen Nervensystems entspricht. Das Nebennierenmark ist also an der Einstellung des Organismus gegenüber solchen Belastungen beteiligt, ich habe aber dort schon darauf hingewiesen, daß die Nebennierenrinde dabei von noch größerer Bedeutung ist und daß *Selye* dieses „allgemeine Adaptationssyndrom" der Abwehr- und Einstellungsreaktionen des Körpers als „Stress" bezeichnet hat, womit alle Reaktionen gegenüber körperlichen Schädigungen und seelischen Belastungen gemeint sind. („Stress" ein Wort, das sich schwer übersetzen läßt, mit „Schlauch" hat man es mal versucht.)

Der „Stress" bewirkt zunächst eine Alarmierung des Nervensystems, worauf über Hypothalamus und Hypophyse das rinden-

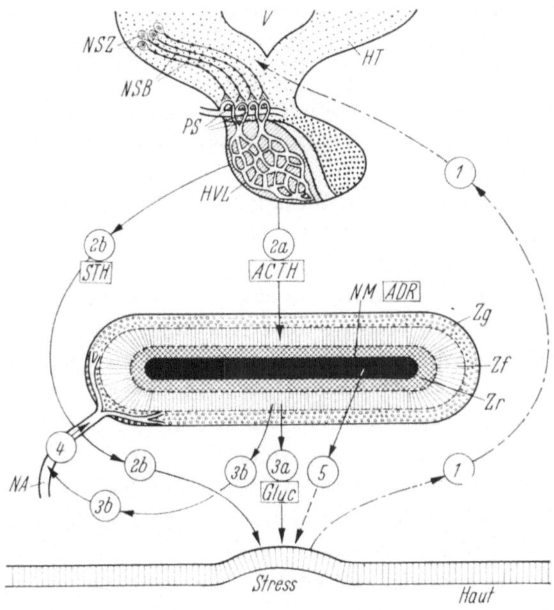

Abb. 14 Reaktionsverlauf beim Stress (als Beispiel: Reizung der Haut) in schematischer Vereinfachung

Die kursiven Zahlen bezeichnen den seitlichen Ablauf und die Art der Reaktionen. *1* Nervöser Reiz vom Stressort zum Hypothalamus, wodurch das neurosekretorische System angeregt und der Hypophysenvorderlappen zur Abgabe von ACTH *2a* und STH *2b* veranlaßt wird. *2a* Das ACTH bewirkt in der Zona fascicularis *(Zf)* der Nebennierenrinde die Ausschüttung von Glucocorticoiden *3a* und *3b*. *2b* Das STH vermag am Stressort Wachstumsprozesse auszulösen. *3a* Die Glucocorticoide führen am Stressort zu Entzündungshemmungen. *3b* Gleichzeitig verändern sie die Ionenzusammensetzung des Blutes. *4* Das so veränderte Blut gelangt aus dem Körperkreislauf in die Nebennierenarterie und bewirkt in der Zona glomerulosa *(Zg)* der Nebennierenrinde eine gewisse Ausscheidung von Mineralocorticoiden (Aldosteron). *5* Parallel zu den Vorgängen in der Nebennierenrinde kommt es im Nebennierenmark zur Ausschüttung von Adrenalin. *HT* Hypothalamus, *HVL* Hypophysenvorderlappen, *NA* Nierenarterie, *NSB, NSZ* Neurosekretorische Bahnen, – Zellen, *NM* Nebennierenmark, *PS* Portalsystem, *V* Ventrikel, *Zr* Zona reticularis.

45

wirksame Hormon ACTH die Ausschüttung vor allem der Glucocorticoide in Gang setzt.

Man kann im allgemeinen beim Stress drei Stadien unterscheiden:

1. Die Alarmreaktion mit vermehrter Ausschüttung der Glucocorticoidhormone, die aber auch eine gewisse Mineralocorticoid-Wirkung haben, und durch Beeinflussung des Elektrolytgehaltes wohl auch sekundär Einfluß auf das Aldosteron nehmen.

2. Das Stadium des erhöhten Widerstandes mit vermehrter Rindenhormonmenge im Blut, welche die Abwehrkräfte des Körpers stärken.

3. Das Stadium der Erholung oder Erschöpfung, je nach Schwere der Belastung.

Eine charakteristische Wirkung der Glucocorticoide ist ihre Hemmung der Wachstumsvorgänge des Mesenchyms, d. h. des Bindegewebes, der Knorpel und Knochen. Darauf beruht ihre klinische Bedeutung bei der Behandlung von Entzündungen, Rheumatismus und bei allergischen Reaktionen.

Entzündungen gehören aber, zum mindestens bei körperlichen Schädigungen, Verletzungen, Infektion, zum Erscheinungsbild des Streß. Entzündungshemmung durch die Glucocorticoide, meist durch Cortisol, bedeutet Schutz gegen Verschlimmerung der Entzündung, kann aber auch andrerseits Verlangsamung der Wundheilung bedeuten. Es kommt dabei wohl auf ein geeignetes Verhältnis wachstumshemmender und wachstumssteigernder Kräfte an, wobei eine ganze Reihe verschiedener Wirkstoffe bei diesen Abwehrreaktionen des Körpers ineinander greifen. Abb. 14 möge in sehr vereinfachender Weise den wesentlichen Reaktionsverlauf beim Stress anschaulich machen. In der Haut erzeugt ein schädlicher Reiz eine Erregung des vegetativen Nervensystems, die im Hypothalamus die Ausscheidung eines Hormons (Releasing Factor RF) auslöst, das auf dem Blutweg (s. Abb. 29) zur Hypophyse gelangt und diese zur Absonderung des rindenwirksamen Hormons ACTH veranlaßt. (Diese Wirkstoffe des Hypothalamus, die vielleicht den Hypophysenhinterlappenhormonen ähneln, werden ihres Auslösungseffektes halber Corticotropin – releasing factors im englischen Schrifttum genannt.) Einer wurde als „Tripeptid" erkannt.

Das ACTH regt dann vor allem die Glucocorticoidhormone der Zona fascicularis an und vielleicht sekundär durch ihre mineralogene Teilwirkung auch das Aldosteron, das im wesentlichen auf Veränderung des Elektrolytgehaltes des Blutes anspricht. So wird bei starkem Kaliumabfall im Blut seine Sekretion herabgesetzt, bei Kaliumanstieg aber gefördert. Aber auch der Adrenalingehalt des Blutes ist vermehrt und die Sekretion des Wachstumshormons STH ist gesteigert, da z. B. Ratten durch elektrische Schockbehandlung schneller wuchsen. Dieses schematische Bild der Abwehrvorgänge ist weder in allen Punkten gesichert, noch ist es erschöpfend, zeigt aber einmal, wie sehr die Nebennierenrinde bei dieser Abwehr beteiligt ist, und zweitens, wie kompliziert und vielfältig die Hilfsquellen des Organismus sind, die er zu seiner Verteidigung heranzieht.

Etwas wäre noch über Besonderheiten der Mineralocorticoidwirkung bei niederen Wirbeltieren zu berichten, doch möchte ich das in einem späteren Kapitel über den Wasser-Salz-Haushalt der Wirbeltiere besprechen. Heute, da man sich über die drohende Überbevölkerung der Erde ernstlich Gedanken machen muß, ist ein Blick auf die von der Natur gewissermaßen noch geduldete, d. h. ohne Schädigung der Einzelindividuen vor sich gehende Zusammendrängung (= Populationsdichte) gesellig lebender Tiere auf beschränktem Raum angebracht. Man hat Ratten in relativ kleinen Gehegen mit und ohne Ausweichmöglichkeiten gehalten und bei den Tieren, denen diese Ausweichmöglichkeit nicht gegeben war, einen totalen Zusammenbruch ihres sozialen Zusammenlebens mit darauf folgendem Aussterben feststellen können.

Andrerseits sind die von Zeit zu Zeit durch Überpopulation bedingten Massenwanderungen der Lemminge allgemein bekannt, wobei die wandernden Tiere zu Tode kommen, den Zurückbleibenden aber durch den Wegzug wieder genügend Lebensraum schaffen. Interessant ist dabei, daß bei diesen durch „Dauerstreß" bedingten Wanderungen oder bei in beengter Lage lebenden Tieren die Nebennieren außerordentlich vergrößert sind. Die Natur sorgt offenbar für die Erhaltung der Art unter Aufopferung der Einzelindividuen. Da hilft auch letztlich genügende Nahrungsbeschaffung nicht, falls der nötige Lebensraum nicht gewahrt bleibt.

VI. Bauchspeicheldrüse

Pankreas

Eigentlich sind wir mit der Nebenniere noch nicht fertig. Wir sagten schon, daß das Nebennierenmark Zucker aus der Leber frei machen, ins Blut treiben und damit den Muskeln Verbrennungsstoffe und Energie liefern kann. Aber wie wird das Adrenalin selber aus der innersekretorischen Drüse ins Blut ausgeschieden?

Zuckerstoffwechsel

In den 50er Jahren des vorigen Jahrhunderts hatte *Claude Bernard* gefunden, daß nach einer Verletzung des verlängerten Marks, also der Übergangsstelle zwischen Gehirn und Rückenmark, dem sog. „Zuckerstich", Zucker im Harn auftritt und der Blutzucker erhöht ist. Es hat sich da herausgestellt, daß durch diesen Eingriff der Reservezucker der Leber, das Glykogen, auf einem höchst seltsamen Wege frei gemacht und als Traubenzucker ins Blut geworfen wird. Durchschneidet man nämlich die Fasern des „Splanchnikus", eines Sympathikusnerven, der zum Nebennierenmark führt, so bleibt der Stich fast wirkungslos. Verletzung des „Zuckerzentrums" im verlängerten Mark oder der Zuckerstich bedeutet also Reizung eines nervösen Zentrums und damit Reizung der Nebenniere durch die Nebennierennerven. Die Nebenniere aber schüttet dann ihr Adrenalin aus, und das Adrenalin kommt auf dem Blutwege in die Leber und bedingt den Zuckerabbau und damit die Erhöhung des Blutzuckers und das Auftreten des Harnzuckers. Die Sekretion des Nebennierenmarks ist also eine Folge der Reizung des Eingeweidenervensystems, das hier deutlich seine übergeordnete Rolle bei der Regelung der Hormonausschüttung kundgibt.

Nun ist ja allgemein bekannt, daß eine wesentliche Erhöhung des Blutzuckergehaltes über das normale Maß hinaus bezeichnend für eine Krankheit ist, die man als Zuckerkrankheit oder Diabetes kennt. Man könnte vermuten, daß in der übermäßigen Ausschüttung des Adrenalins die Ursache der Zuckerkrankheit zu suchen wäre. Es hat sich aber herausgestellt, daß hierfür vielmehr das ungeregelte und ungenügende Arbeiten einer zweiten innersekretorischen Drüse verantwortlich zu machen ist, welche mehr noch als das Nebennierenmark, wenn auch mit diesem zusammen in der Regelung des Zuckerstoffwechsels ihre wichtige Aufgabe zu erfüllen hat. Es ist dies eine innersekretorische Drüse, welche ausnahmsweise einen Ausführgang besitzt, nämlich die Bauchspeicheldrüse oder das Pankreas. Dabei haben aber die innersekretorisch wirksamen Teile der Bauchspeicheldrüse gar nichts

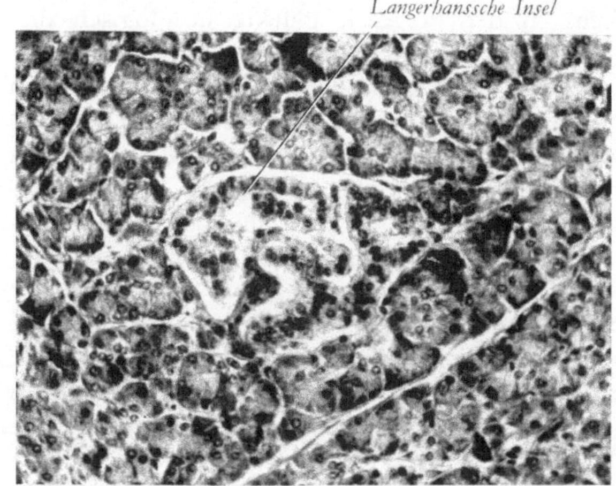

Abb. 15. Pankreas des Menschen mit Langerhansscher Insel. (Orig.-Aufn. Prof. *Rietschel*, Zoolog. Institut)

mit dem Ausführgang zu tun, der vielmehr für die Fermentausscheidung in den Darm nötig ist, da die Bauchspeicheldrüse ja auch eine wichtige Verdauungsdrüse darstellt. Seit der Doktorarbeit von *Langerhans* 1869 wissen wir, daß im Pankreas gesonderte, im gefärbten Schnittpräparat hell erscheinende, kugelige Zellhäufchen vorhanden sind, die Langerhansschen Inseln, die inselartig im übrigen Gewebe eingebettet, an Blutgefäße sich anlehnen und mit Nerven versorgt sind. Doch konnte man sich anfangs naturgemäß keine Vorstellung über ihre Zwecke machen. Es ist ein langer und mühevoller Weg gewesen von der 1889 gemachten Entdeckung, daß pankreaslose Hunde zuckerkrank werden (*Minkowski*) bis zu der Gewinnung des „Insulins“ der Langerhansschen Inseln durch *Banting* und *Best* im Jahre 1922. Und es hat eine Reihe von Forschern gegeben, die ganz nahe an die Lösung heran kamen, um doch letzten Endes daran zu scheitern, hauptsächlich bedingt dadurch, daß die Verdauungsfermente des Pankreas die Hormonextrakte zerstörten. Erst 1922 gelang es durch Unterbindung der Ausführgänge und durch Verwendung von Drüsen aus Embryonen, schließlich durch Anwendung von Säure die zerstörende Wirkung der Pankreasfermente auszuschalten. In der Folgezeit glückte histologisch die Unterscheidung zweier Zelltypen in den Langerhansschen Inseln: die α-Zellen mit alkoholunlöslichen und die β-Zellen mit alkohollöslichen Einschlüssen, sowie die Isolierung der kristallisierten Hormone und ihre synthetische Darstellung. Insulin ist darnach ein Polypeptid, das aus zwei durch Brücken verbundenen Aminosäureketten: A mit 21, B mit 30 Aminosäuren (Rind) besteht, es ist also ein Eiweißhormon, dessen Zusammensetzung in der Säugetierreihe etwas schwankt, so daß es zwar nicht artspezifisch ist, doch kann tierisches Insulin gelegentlich beim Menschen als fremdes Eiweiß empfunden werden und allergische Reaktionen hervorrufen. Das Insulin wird in den β-Zellen erzeugt, wie man einmal durch Aktivierungsversuche mit starker Zuckerbelastung erkannt hat, wobei Strukturveränderungen erkennbar werden. Auch hat man mit Erfolg versucht, die Zellen durch Schädigung auszuschalten. Als Schädigungsmittel hat sich dabei das Alloxan, ein Oxydationsprodukt der Harnsäure, wirksam erwiesen, bei dessen Anwendung es einmal zu einer deutlichen Schädigung der β-Zellen, wie gleichzeitig zu einer krankhaften Blutzuckererhöhung kam (Alloxandiabetes).

Insulin wirkt auf den Zuckergehalt im Blut und Gewebe entsprechend. Es fördert den Aufbau von Traubenzucker zu Glykogen in Leber und Muskulatur und erhöht die Zuckerverwertung durch Abbau in den Geweben. Dazu fördert es die Umwandlung von Zucker in Fett und Eiweiß.

Es ist damit ein Bremsregulator gegenüber zu hohem Blutzucker und gleichzeitig ein Förderer der Zuckerverwertung im Organismus. Wie diese Förderung geschieht, darüber hat man sich verschiedene Vorstellungen gemacht, die vielleicht Teilvorgängen entsprechen und sich gegenseitig ergänzen. Die eine ist die Vorstellung einer Aktivierung der Hexokinase, eines Ferments, das den ersten Schritt der Glukosespaltung und Energiegewinnung durchführt (*Cori*), die zu den Endprodukten CO_2 und H_2O führt, die zweite ist die Annahme einer Permeabilitätserhöhung der Zellwände für die Zuckermoleküle.

Das Pankreashormon Insulin steht in seiner Wirkung der Herabsetzung des Blutzuckers ziemlich allein gegenüber einer Reihe blutzuckersteigernder Hormone. Die erste Regulation des Blutzuckers, die schon im allgemeinen ausreichen dürfte, geschieht in der Leber durch Vermehrung oder Verminderung der Zuckerabgabe ins Blut, wobei die Steuerung dieses Vorgangs durch den Blutzuckergehalt bestimmt wird.

Reicht diese Regelung bei plötzlich verändertem Anspruch nicht aus, so können bei vermindertem Blutzucker das Adrenalin des Nebennierenmarks, das corticotrope Hormon der Hypophyse über die Glucocorticoide der Nebennierenrinde und die Schilddrüse mit ihrem Thyroxin den Blutzuckerspiegel rasch erhöhen.

Aber auch in der Bauchspeicheldrüse selbst findet sich ein Hormon, das im Gegensatz zum Insulin den Blutzucker vermehrt; dieses zweite Hormon der Pankreas, das „*Glucagon*" wurde schon früh entdeckt, aber erst spät in seiner Funktion erkannt. Es ist wie das Insulin ein Eiweißhormon, besteht aus einer einfachen Kette von 29 Aminosäuren und wird in den α-Zellen des Pankreas gebildet. Glucagon erhöht im Gegensatz zum Insulin die Glucogenolyse, d. h. den Glycogenabbau der Leber zu Traubenzucker und erhöht damit den Blutzucker, gleichzeitig scheint es die Sekretion von Adrenalin und Noradrenalin anzuregen, dazu fördert es die Neubildung von Zucker aus Fett, also die Gluconeogenese, alles Wirkungen, die den Blutzuckergehalt steigern.

Im Gegensatz dazu stimuliert es aber auch die Insulinproduktion der β-Zellen, also sein antagonistisches Partnerhormon der Bauchspeicheldrüse. Vielleicht hat es auch die Funktion, bei Nahrungsaufnahme und Erhöhung des Blutzuckers die Insulinausschüttung anzuregen. Selber wird das Glucagon vor allem durch den wechselnden Zuckergehalt des Blutes in seiner Sekretion gesteuert.

Die Regulation des Zuckerstoffwechsels ist ein vielschichtiges Phänomen. Es hängt ab von der Nahrungsaufnahme und Absorption der Kohlehydrate, sowie von der Menge Fett und Eiweiß, die in Kohlehydrate umgewandelt werden = Gluconeogenese, vom Auf- und Abbau des Zuckers in der Leber und im Muskel, der vor allem vom Insulin bewirkt wird, von der Regulation innerhalb der Leber und vom Eingreifen weiterer Hormone mehrerer innersekretorischer Drüsen, doch dürfte die Hauptrolle neben der Regulationsfähigkeit der Leber dem Wechselspiel der Pankreashormone Insulin und Glucagon zufallen. Fehlt das Insulin wie beim Diabetes, so steigt der Zuckergehalt in Blut und Gewebe, die das Überangebot nicht mehr verarbeiten können. Zucker wird weitgehend unverarbeitet im Harn ausgeschieden und Stoffwechselzwischenprodukte, die sonst restlos zu Kohlensäure und Wasser abgebaut werden, bleiben erhalten. So treten Fettsäuren wie Oxybuttersäure und Acetessigsäure im Blut auf und vergiften den Körper. Dabei ist meist ein apfelähnlicher Geruch nach Aceton bei dieser Krankheit wahrzunehmen, einer Krankheit, die in schweren Fällen zum Tode führt, wenn keine Insulinbehandlung einsetzt.

Neben diesen körperlichen Verfallssymptomen bei Störungen des Zuckerstoffwechsels, bei Zuckerüberschuß, wie bei Zuckermangel sind auch oft wesentliche psychische Veränderungen zu beobachten, die bis zu offensichtlicher Charakteränderung, ja bis zu Halluzinationen und Wahnsinnserscheinungen gehen können. Normale Zuckerversorgung ist eben nötig, damit die Gehirnzellen richtig arbeiten können; dabei sind aber die verschiedenen Wirbeltierordnungen und Arten recht verschieden empfindlich; während beim Mensch der Blutzuckergehalt im allgemeinen zwischen $80-120$ mg$^0/_0$ schwankt und eine weitgehende Abweichung von diesen Werten nach oben und unten zur Erkrankung führt, können Frösche und andere Amphibien bis 10 mg$^0/_0$ vertragen, und die Empfindlichkeit für hohe Insulingaben ist bei „kaltblütigen" Fischen, Amphibien, Reptilien ungleich geringer als beim Säugetier, freilich mit einer Ausnahme: nämlich der besonderen Wirkung des Insulins beim Winterschlaf der niederen Säuger. Der Blutzuckergehalt des Winterschläfers ist überaus stark erniedrigt, die Langerhansschen Inseln dagegen hypertrophieren, und es kann Insulininjektion bei den Tieren auch im Sommer zu winterschlafähnlichen Zuständen führen. So scheint die starke Herabsetzung des Blutzuckers durch eine überschüssige

Insulinproduktion, die bei den übrigen Säugern tödlich wirken würde, hier zur Durchführung des Lebenszyklus der Winterschläfer ausgenutzt zu werden.

Man kann vielleicht die innersekretorischen Drüsen der Wirbeltiere in zwei Kreisen anordnen. Der eine Kreis beherrscht vornehmlich den Stoffwechsel, und seine sinnfälligsten Wirkungen sind darin gegeben; dazu gehören die besprochenen innersekretorischen Drüsen wie Schilddrüse, Nebenschilddrüse, Nebenniere, besonders das Nebennierenmark, und die Bauchspeicheldrüse mit ihrem Insulin. Der zweite Kreis aber handelt vornehmlich von den Vorgängen des Wachstums und von der Ausbildung der Geschlechter, von dem Unterschied zwischen Mann und Weib, männlichem und weiblichem Tier. Zu dem zweiten Kreis gehören die Keimdrüsen selber sowie die Hirnanhangsdrüse oder Hypophyse, ferner die einen Übergang zwischen beiden Kreisen bildende Schilddrüse und vielleicht auch Zirbel und Thymus, wie denn überhaupt Beziehungen zwischen ihnen herlaufen und von einer reinlichen Scheidung nicht die Rede sein kann. Denn einmal haben die „Stoffwechselhormone" vielfach ihre Beziehungen zur Keimdrüse und zur Entwicklung des Geschlechts, wie besonders bei der Nebennierenrinde deutlich war, zweitens besitzen sowohl die Keimdrüse als auch besonders die Hypophyse deutliche Einwirkungen auf den Stoffwechsel. Vor allem die Hypophyse, die wir dann zum Schluß behandeln wollen, greift in ihrer Wirkung mehr oder minder beherrschend fast allenthalben in das Getriebe der inneren Sekretion hinein. Es soll daher mit diesem Einteilungsversuch die Natur nicht in ein zu enges Schema gepreßt werden, sondern nur die für uns jeweils sinnfälligste Wirkung betont sein.

Als vermittelnd zwischen beiden Gebieten kann man die *Zirbel* und den Thymus ansehen, da ihnen Wirkungen auf Stoffwechsel und Wachstum zugeschrieben werden. Leider sind aber unsere Kenntnisse von der Wirkung dieser Organe so gering, daß man zweifeln kann, ob sie überhaupt unter die Drüsen mit innersekretorischer Wirkung eingereiht werden können.

VII. Zirbel und Thymus
Zirbel oder Epiphyse

Wenn man vorsichtig ist, muß man wohl sagen: mit Recht, denn ein wirklich genauer Nachweis scheint für ihre innersekretorische Wirkung nicht vorzuliegen. Die Zirbel ist in der Form, wie sie bei den Säugetieren vorkommt, eigentlich ein heruntergekommenes Organ.

Beim Neunauge sind zwei rückgebildete Stirnaugen vorhanden, die sich von der Decke des Zwischenhirns nach oben bis unter die Haut erstrecken, von ihnen ist das vordere das Parietal-, das hintere das Pinealorgan oder die Zirbel. Bei allen anderen Tieren ist die Zirbel mehr oder minder drüsig umgewandelt, doch dient die Zirbel bei den Fischen wenigstens teilweise noch als Lichtsinnesorgan sowohl im Farbwechsel wie beim Verhalten auf Lichtreize. Wie weit solche Lichtsinnesfunktion der Zirbel auch bei höheren Tieren existiert, steht noch dahin. Doch dürften die drüsenartigen Zellhaufen, die sich in dem kleinen verkümmerten, beim Menschen etwa 0,16 g schweren Organ befinden, sich von Nerven- oder *Sinneszellen* herleiten, besitzen doch schon die Sinneszellen im lichtempfindlichen Pinealorgan der Neunaugen ein Sekret abscheidendes Endstück, das jeweils abgestoßen und erneuert wird. Diese drüsigen Zellhäufchen liegen eingelagert in Binde- und Stützgewebe, das stark von Blut durchflossen ist. Vom siebenten Lebensjahr an lagert sich beim Menschen kohlen- und phosphorsaurer Kalk und Magnesium in der Drüse ab. Die Drüse verkalkt und versandet, doch bleibt immer noch etwas Drüsengewebe bis ins Alter hinein erhalten. Wenn man manchmal der Ansicht ist, daß das Verkalken der Menschen recht früh anfängt, so wäre hier auf die Zirbeldrüse zu verweisen, die schon im jugendlichen Alter von 7 Jahren den Beginn der Verkalkungsprozesse zeigt. Zumal nach *Descartes* die Zirbel der Sitz der Seele ist. Hat die Zirbel heute noch innersekretorische Funktionen? Man hat bei Fischen und Reptilien nachweisen können, daß bei operativer Entfernung der Epiphyse die Schilddrüse hypertrophiert und daß diese Hypertrophie durch Zirbeldrüsenextrakt verhindert werden kann. Ein gewisser Antagonismus zur Schilddrüse scheint damit erwiesen und damit auch eine gewisse

Einflußmöglichkeit der Zirbel auf Entwicklung und Wachstum. Man hat auch von einem antagonistischen Einfluß der Epiphyse auf die Gonade gesprochen, freilich hier bisher ohne genügende Beweisführung.

Thymus

So sind unsere Kenntnisse von der Zirbel noch wenig befriedigend und ihre Aufnahme in den Verband der innersekretorischen Drüsen ist noch nicht gesichert. Auch die Wirkung des Thymus ist noch ebenso unklar und bisher keineswegs eindeutig geklärt. Der Thymus ist ein Organ, das zuerst bei den Fischen nachweisbar ist, und zwar leitet er sich von den Wandzellen der Kiemenspalten ab, liegt daher bei den Wirbeltieren und beim Menschen in der Hals- und Brustregion und erstreckt sich in der Form von zwei voneinander mehr oder minder getrennten Lappen beiderseits der Luftröhre vom Kehlkopf bis oberhalb des Herzens (s. Abb. 3). Die ursprünglich schlauch- und strangförmige Drüse wird durch Einlagerung von lymphartigem Gewebe zu einer weichlich bindegewebigen Zellmasse. Lymphartige, „lymphoide" Zellen, die sich auch in den Mandeln, den Lymphdrüsen und der Milz finden, zeigen nahe Verwandtschaft mit den weißen Blutkörperchen, den „Lymphozyten des Blutes", und der Thymus gehört daher mit zu den Lymphorganen des Körpers, welche die Aufgabe haben, Schutz- und Abwehrstoffe zu bilden und zur Verfügung zu stellen, sowie mit der Bildung der weißen Blutkörperchen betraut sind. Er wird bei der Abwehrreaktion des Körpers herangezogen. Neuere Experimente zeigen, daß Tiere, denen die Thymusdrüse früh entnommen worden war, wenig Abwehrkräfte gegen artfremde Transplantate besitzen. Daneben ist der Thymus ein Organ, das seine wesentliche Aufgabe im jugendlichen und wachsenden Organismus zu erfüllen hat; so ist er bei der Geburt verhältnismäßig am größten, etwa 7–14 g schwer, nimmt dann bis zum 13. oder 14. Jahre langsam bis auf etwa 25 g zu, um sich dann fast ganz zurückzubilden, so daß nur kleine Reste sich bis ins Alter erhalten.

Der Thymus ist also im wesentlichen ein Organ des jugendlichen, heranwachsenden Körpers, und es liegt nahe, an seine Bedeutung für Wachstum und Entwicklung zu glauben, ebenso an einen gewissen Gegensatz zur Keimdrüse; denn mit der Reifung der Gonade beginnt die Rückbildung der Thymusdrüte. Diese Beziehung Thymus – Gonade läßt sich auch experimentell nachprüfen, da nach Kastration jugendlicher Säuger der Thymus wächst, während er durch Anwendung von Sexualhormonen kleiner wird. Auch hat man neuerdings bei der Kaulquappe des Krallenfrosches Xenopus laevis durch Exstirpation des Thymus starke Hemmung der Metamorphose und des Wachstums erzielt, so daß doch die Wahrscheinlichkeit besteht, daß man den Thymus als innersekretorische Drüse einreihen kann.

Die Thymusreste, die nach dem Eintritt der Geschlechtsreife noch übrigbleiben, scheinen aber in keinem Fall mehr eine wesentliche Lebensaufgabe zu erfüllen.

VIII. Keimdrüse

Die geschlechtliche Fortpflanzung der niederen Tiere, wie Würmer und Seeigel, ist ein allerdings nur vergleichsweise einfacher Vorgang, da die Geschlechtszellen, Eier und Sperma, nur im Meerwasser entleert zu werden brauchen. Die Sorge für die Nachkommen besteht nur darin, der Eizelle genügend Nährmaterial in Form von Dotter mitzugeben und den Spermien die Möglichkeit des Aufsuchens der Eier zu geben (wobei Wirkstoffe eine Rolle spielen, die sogenannten „Gamone" s. S. 153), dadurch daß die Tiere mehr oder minder gemeinsam ablaichen. Bei höheren Tieren aber wird in immer größerem Maße für die Nachkommen gesorgt durch Ausbildung von Nährmaterial und Schutzhüllen, die im Eileiter dem reifen Ei mitgegeben werden, bis schließlich bei den Säugetieren ein ungemein vielgestaltiger Vorgang, ein System ineinander spielender Kräfte einsetzt, um den Embryo im Mutterleib zu ernähren.

Wie weit bei den wirbellosen Tieren bei den Vorgängen der Ei- und Samenreifung und der Entwicklung der Geschlechtsorgane Hormone und hormonale Wirkungen eine Rolle spielen, ist noch ziemlich ungewiß. Dagegen ist bei den Wirbeltieren die Bedeutung der Geschlechtshormone bei der Versorgung der Nachkommen wie auch beim Aufbau der Genitalorgane eine ungemein große.

Daß daneben der Keimdrüse ein großer Einfluß auf Körperbau, Temperament und Charakter zukommt, ist von altersher bekannt. Jedermann kennt den umwandelnden Einfluß der Kastration beim Haustier, also die Umstimmung des eigenwilligen, schwer zu behandelnden Stiers in den arbeitswilligen Ochsen, der nach Temperament und Körperbau etwas ganz anderes und Neues, etwas Neutrales, gewissermaßen zwischen den beiden Geschlechtern Stehendes darstellt. Und ebenso dürfte bekannt sein, daß Kastration oder Unfruchtbarkeit des weiblichen Tieres, hier also der Kuh, eine Annäherung in Gestalt und Wesen an das kastrierte männliche Tier herbeiführt. Die typischen Verschiedenheiten des männlichen und weiblichen Tieres verschwinden im allgemeinen; vieles wird angeglichen, worin sich Mann und Weib, abgesehen von der Keimdrüse selber, in Charakter und Körperbau unterscheiden. Die Ausbildung der sog. „sekundären Geschlechtsmerkmale" ist also abhängig von der Anwesenheit und der Tätigkeit der Keimdrüsen. Damit erweist sich die Keimdrüse als Organ mit doppelter Aufgabe; einmal mit der: Keimzellen zu erzeugen, um den Fortbestand der Geschlechter zu ermöglichen, zweitens mit der Aufgabe, rückwirkend auf ihren Träger einzuwirken, daß er sich im männlichen oder weiblichen Sinne entwickelt. Dadurch aber wird offensichtlich die gegenseitige Anziehungskraft der Geschlechter gesteigert, nnd sie werden zugleich für ihre besondere Lebensaufgabe geeigneter gemacht, welches wieder der eigentlichen Aufgabe der Keimdrüse, der Zeugung neuer Wesen, zugute kommt. Die Keimdrüsen sind damit innersekretorische Drüsen wichtigster Art, nicht zur Förderung des *individuellen Lebens*, denn jedermann weiß, daß Kastration oder Unfruchtbarmachung kein lebensbedrohender Eingriff ist, aber zur Fortführung des Lebens der *Art*; denn mit der Unfruchtbarkeit, der Unfähigkeit der Keimdrüsen, ist das betreffende Wesen für den Fortbestand der Art tot; wenn aber das Fortbestehen der Art bedroht ist, so ist damit der Fortbestand des Lebens überhaupt in Frage gestellt.

Da die Folgen der Kastration beim männlichen Tier schon früh erkannt und sogar ausgenützt worden sind, ist es an sich nicht merkwürdig, daß man gerade an den männlichen Keimdrüsen die ersten wissenschaftlichen Versuche über die Art ihrer Wirkung gemacht hat. Erstaunlich allerdings ist die Sorgfalt und Genauigkeit der Versuche *Bertholds* im Jahre 1849, der durch Entfernung und Wiedereinpflanzung der Hoden beim Hahn beweisende Experimente für das Wesen der innersekretorischen Drüsen und die Lehre von den Hormonen erbrachte.

Kastration

Verständlich ist es zunächst, daß bei Tieren nach Kastration die Ausbildung der sog. *Hochzeitskleider* meist unterbleibt. Schon bei den Fischen kennen wir solche von den Keimdrüsen abhängigen Hochzeitskleider, die nur zur Laichzeit angelegt werden und wobei vor allem das Männchen ein farbenprächtiges Aussehen bekommt, wie dies bei unseren Stichlingen und Bitterlingen bekannt ist. Beim männlichen *Kammolch* wird durch Kastration der Kamm zurückgebildet, beim männlichen Frosch die Daumenschwiele und die Armmuskeln zum Festhalten und Umklammern des Weibchens in ihrer Ausbildung gehemmt. Setzt man aber die rückgebildete Daumenschwiele eines kastrierten Frosches einem normalen Männchen in die Haut, z. B. des Kopfes, so wächst sie in der Laichzeit unter der Hormonwirkung des Wirtes wieder zur ursprünglichen Größe an.

Beim Kammolch (*Triturns cristatus*) hat man noch einen zweiten, recht interessanten Versuch gemacht. Setzt man dem kastrierten, kammlosen Kammolch die Hoden einer kammlosen Molchart (*Pleurodeles*) ein, dann entwickelt sich der Kamm wieder, während der Hoden eines Triton bei Pleurodeles keinen Kamm zu erzeugen vermag. Die Hormonwirkung des eingesetzten Hodens kann also in dem fremden Molch sich durchsetzen, aber sie vermag nur Eigenschaften zur Entfaltung zu bringen, die der *Anlage* nach dem betreffenden Tier eigentümlich sind.

Beim Hahn schwinden der Kamm und die Bartlappen, die Stimme wird heiser, die Kampflust erlischt, dagegen bleibt merkwürdigerweise das *Hahnengefieder* erhalten. Es ist das einer der Fälle, bei denen rein äußerlich der Kastrat dem männlichen geschlechtsreifen Tier sehr ähnlich ist. Die Federn des Kapauns sind genau so prächtig, ja mitunter noch prächtiger entwickelt als die Federn des Hahns und stechen von dem einfachen Gefieder der weiblichen Tiere stark ab. Hier und bei Enten, also bei

Hühner- und Entenarten zeigt sich, daß das Federkleid des männlichen Geschlechts offenbar unabhängig von dem Gonadenhormon (Gonade = Keimdrüse) sich entwickelt; denn es bleibt auch bei Kastration bestehen, oder es legt sich sogar erst durch die Kastration des weiblichen Tieres an, während das schlichte Feder-

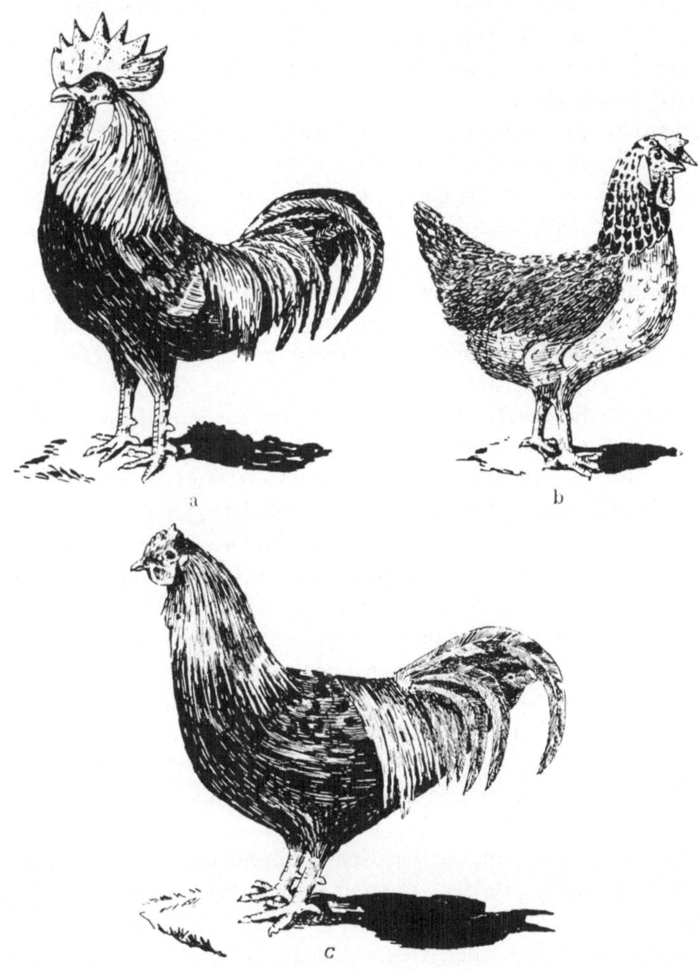

Abb. 16 a – c. a Normaler Leghorn-Hahn; b Henne; c kastriertes Tier (Hahn oder Henne) mit vollem Hahnengefieder (Kapaun). (Nach *Pézard*)

kleid des Weibchens durch eine Hemmungswirkung des weiblichen Keimdrüsenhormons bedingt wird. Das männliche Kleid ist hier das neutrale, das auch dem Kastraten zukommt, gleichgültig ob er ursprünglich männlichen oder weiblichen Geschlechts war, während das weibliche Federkleid geschlechtsbedingt ist und sich in Abhängigkeit von den Hormonen des Eierstocks anlegt. Bei Vögeln ist das Hochzeitskleid des Männchens mitunter auch von anderen Hormonen, wie dem gonadotropen Hormon der Hypophyse, direkt abhängig.

Beim Säugetier kommt es aber durch Kastration meist zu einem Wesen, das in seinem Aussehen etwa zwischen den Geschlechtern steht; dabei werden die eigentlich sekundären Geschlechtsorgane wie Milchdrüsen oder die noch vorhandenen Teile des Geschlechtsapparates rückgebildet und verkümmert. Der Knochenbau wird meist leichter und zierlicher, der Ochse hat nicht den mächtigen Schädel des Stiers, und die Geweihbildung bei Hirsch und Reh unterbleibt, ebenso oft die Hornbildung bei Ziegenböcken und Schafen; dagegen haben die kastrierte Kuh und der Ochse längere Hörner als die geschlechtsreifen Tiere. Im ganzen ergibt sich eine größere Ähnlichkeit mit einem jugendlichen „infantilen" weiblichen Organismus. Bei Hirsch und Reh kann es zu der eigenartigen Geweihform der „Perückenbildung" (Abb. 17) kommen, wenn die Kastration nicht in früher Jugend, sondern erst später erfolgt. Das Haarkleid wird oft weibchenähnlich, der Geschlechtstrieb schwindet, und das Temperament der männlichen Tiere wird abgestumpft; der Ochse wird zum ruhigen Arbeitstier im Gegensatz zu dem oft unbändigen Stier. Die Kastration des Hengstes und Stiers erfolgt also zur Zähmung und Ausnützung der Arbeitskraft; in anderen Fällen ändern sich Muskulatur, Fettansatz, Blutbeschaffenheit, dadurch wird der Kapaun wohlschmeckender als der Hahn, der kastrierte Puter wohlschmeckender und fettreicher als der Truthahn.

Die Veränderungen, die der Mensch im männlichen Geschlecht durch Kastration erleidet, sind seit langem bekannt und vielfach sogar mit Absicht erzeugt worden. Die Kastration des Mannes ist ja in früherer Zeit immer wieder durchgeführt worden, entweder aus religiösen Gründen bei der Sekte der Skopzen oder um Haremswächter oder Sänger mit hellen Stimmen zu erhalten.

Werden Knaben in früher Jugend entmannt, so bleibt die Stimme hell, der Kehlkopf entwickelt sich nicht richtig, die Muskeln bleiben schwach, und der Haarwuchs mit Ausnahme des Haupthaares ist spärlich. Die so entstehenden „Eunuchen" sind oft sehr

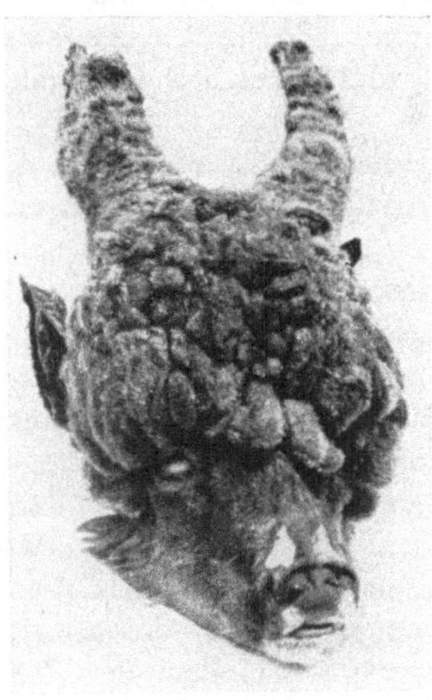

Abb. 17.
Perückenbildung beim Reh.
(Nach *Dürken*)

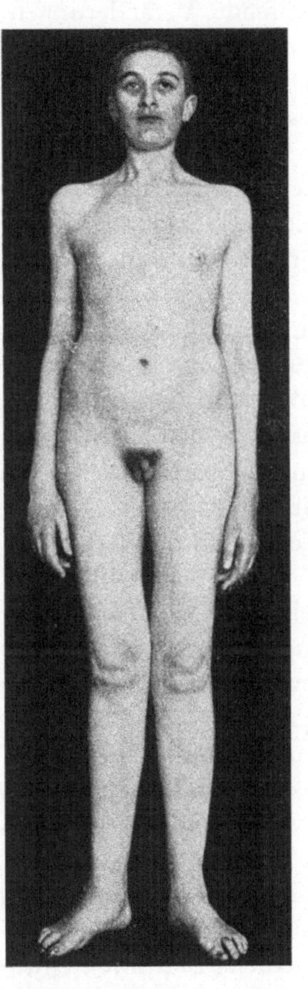

Abb. 18.
Eunuchoider Hochwuchs. (Nach *Falta*)

groß mit besonders langen Armen und Beinen und vielfach fett, doch gibt es auch einen mageren Eunuchentypus; sie sind meist phlegmatisch, teilnahmslos, egoistisch, kalt. Im weiblichen Geschlecht ist die Kastration wohl kaum je in jugendlichem Alter absichtlich vorgenommen worden, doch zeigt die operative

Kastration bei Erkrankungen, daß der weibliche Kastrat sich in ähnlicher Richtung entwickelt wie der männliche und zu einem zwischen den Geschlechtern stehenden Wesen wird. Kastration des erwachsenen Mannes kann natürlich nicht mehr so tiefgreifende Veränderungen zur Folge haben, doch bleiben auch dann körperliche Einflüsse wie Stoffwechselherabsetzung, die sich in reichlichem Fettansatz äußert, und die seelische Veränderung des Temperaments deutlich.

Auch bei der erwachsenen Frau hat die Kastration meist einen recht ungünstigen Einfluß. Der Arzt kann ja mitunter gezwungen sein, die erkrankten Keimdrüsen herausnehmen zu müssen, dann hängt es wohl meist vom Alter der Kranken ab, wie weitgehend die Folgen der Operation sich auswirken. Die Menstruation hört dann natürlich auf, die Brüste bilden sich zurück, Fettansatz an den Hüften kann auftreten sowie eine gewisse Vermännlichung im Körperbau und Gesicht die Folge sein. Seelische Erregungszustände, Launenhaftigkeit, Unzufriedenheit mit sich und der Umwelt kann ihre Ursache in dem künstlich gesetzten Mangel haben. Je älter die Kranken sind, je mehr sie sich dem Alter der Wechseljahre nähern, um so weniger werden die natürlichen Vorgänge im weiblichen Körper gestört sein, denn diese Zeit im Leben der Frau ist ja dadurch gekennzeichnet, daß in ihr ein langsames Aufhören der Geschlechtstätigkeit einsetzt, daß die Keimdrüsen ihre Hormonbereitung einstellen und der Körper sich auch im natürlichen Verlauf des Lebens auf den Ausfall der Keimdrüsenhormone ein- und umstellen muß. Aber es ist ja auch bekannt, daß selbst hier in der naturbedingten Umstellung des weiblichen Körpers in den Wechseljahren eine kritische Zeit für die Frau vorliegt, in der auch körperliche und seelische Veränderungen auftreten können. Besonders machen sich in dieser Zeit eine starke Erregbarkeit des Eingeweidenervensystems sowie plötzliche Blutdruckschwankungen, die „Wallungen", geltend.

Keimdrüsenverpflanzung, Transplantation

Deutlicher wird noch die Bedeutung der Geschlechtshormone auf Körperbau und Charakter im Tierversuch durch Austausch der Geschlechtsorgane, wenn man also männlichen Tieren die Hoden entfernt und dafür Eierstöcke einsetzt und umgekehrt.

Berühmt geworden sind seinerzeit die Versuche *Steinachs* 1912
an Meerschweinchen und Ratten. „Feminierte", d. h. kastrierte
Männchen, denen man Eierstöcke eingesetzt hatte, bekamen in
Körpergestalt, Gewicht, Knochenbau und Behaarung weibliches
Aussehen. Die Brustdrüsen entwickelten sich und sonderten Milch
ab, und die so verwandelten „feminierten" Männchen benahmen
sich normalen Männchen gegenüber wie weibliche Tiere und
wurden auch als solche behandelt. Auch die Mutter- und Säuge-
instinkte traten auf, so daß sie fähig wurden, Junge aufzuziehen

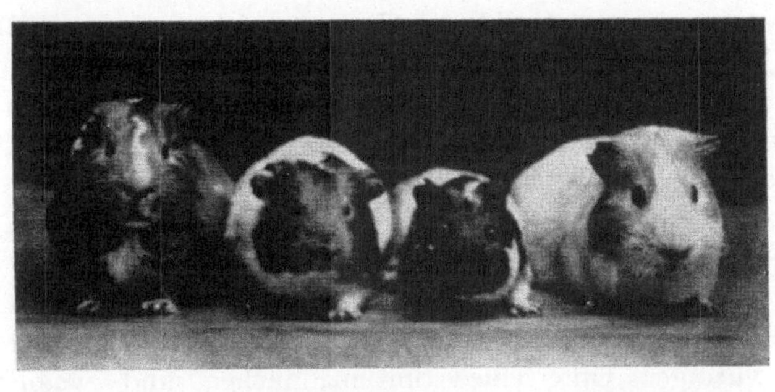

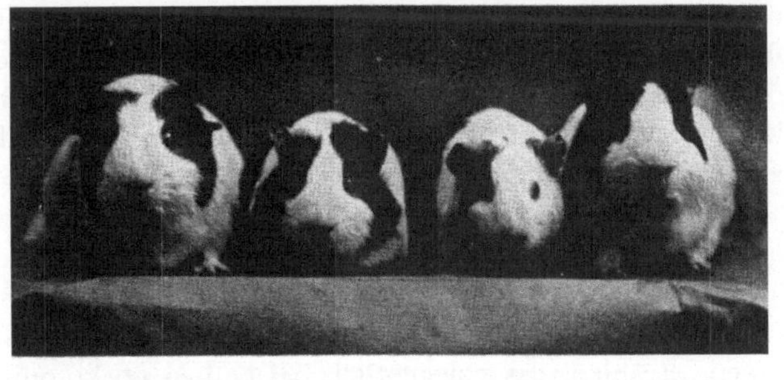

Abb. 19. (Nach *Steinach*)

a Feminierung:

1 Kastrierter Bruder,
2 Normale Schwester;
3 Feminierter Bruder;
4 Normaler Bruder;

b Maskulierung:

5 Maskulierte Schwester;
6 Kastrierte Schwester;
7 Normale Schwester;
8 Normaler Bruder

und zu säugen. Körperbau und seelisches Verhalten schlug hier
also unter dem Einfluß des weiblichen Geschlechtshormons völlig
ins Weibliche um, freilich waren die Tiere unfruchtbar, da sich die
Leitungswege der Keimdrüse nicht umwandeln; aber bei Kröten,
die zu diesem Versuch besser geeignet sind, gelang es manchmal,
männliche Tiere zu völligen Weibchen zu machen. In ähnlicher
Weise wie die Umwandlung, die „Feminierung" von männlichen
Nagetieren in weibliche durch Kastration und Eierstockeinsetzung,
gelang auch die Maskulierung weiblicher Kastrate durch Ein-
setzen von Hoden (Abb. 19a u. b).

Es ist nach dem Ausfall der Versuche nicht mehr zweifelhaft,
daß die Ausbildung der sekundären Geschlechtsverschiedenheiten
der Säuger und der anderen Wirbeltiere abhängig ist von der
spezifischen Wirkung der männlichen und weiblichen Keimdrüsenhormone.

Neuerdings hat man auch mit reinen Sexualhormonen geschlechtliche Umwandlung zu erreichen versucht, indem man
männliches oder weibliches Sexualhormon in die Eihüllen von
Vögel- und Säugerembryonen einspritzte. Dabei zeigte sich ein
merkwürdiger Unterschied im männlichen und weiblichen
Geschlecht zwischen Säugetieren und Vögeln. Bei Einspritzung
von Follikelhormon in bebrütete 4 Tage alte Hühnereier kam es
bei männlichen Embryonen zu sehr weitgehender Umwandlung
sowohl der sekundären wie auch der primären Geschlechtscharaktere, also der Geschlechtsorgane selber, die sich allerdings
mit der Zeit wieder zurückbildete. Dagegen wurde das männliche
Sexualhormon schlecht vertragen. Umgekehrt ist bei Säugerembryonen das Follikelhormon von tödlicher Wirkung, während
das männliche Sexualhormon gut ertragen wird und geschlechts-
umbildende Wirkung auf weibliche Tiere zeigt.

Die Tierzüchter könnten zu diesen Versuchen ein Natur-
experiment erzählen, das gelegentlich bei Kühen vorkommt. Es
gibt mitunter bei Kühen Zwillingsgeburten, bei denen außer
einem normalen männlichen ein abnormes, anscheinend weibliches
Kalb, die „Zwicke", mit männlichen Umbildungen geboren wird.
Dies kann dadurch erklärt werden, daß bei Zwillingsembryonen
der embryonale Blutkreislauf beider Tiere im Zusammenhang
steht und daß jezt von den früher sich anlegenden Hoden Keim-

drüsenhormon in den weiblichen Embryo geleitet wird, welches die Umwandlung bedingt.

Intersexualität

Überhaupt ist es merkwürdig, daß bei manchen Tierarten Umstimmungen des Geschlechts, wie man sie künstlich durch Keimdrüsenaustausch hat erzielen können, ein ganz natürliches Vorkommen haben oder, daß sie bei anderen auf eine verhältnismäßig leichte Art künstlich erzeugt werden können.

So kann man bei *Kröten* durch einfache Kastration und fettreiche Ernährung männliche Tiere auch ohne Eierstockübertragung zu weiblichen umwandeln, oder es gibt Fische, wie Xiphophorus, Schwertträger, die in der Jugend weiblich sind, im Alter zu Männchen werden. Gelegentlich kommt es auch vor, daß kastrierte Hennen neben dem geschlechtsneutralen männlichen Gefieder plötzlich Kamm, Bartlappen, männliche Geschlechtsinstinkte entwickeln und zu krähen anfangen oder daß Hähne entgegen der Regel nach Kastration plötzlich weibliches Aussehen erhalten. In allen diesen Fällen findet man bei histologischen Untersuchungen im Körper dieser Tiere Keimdrüsengewebe vor, und zwar Keimdrüsengewebe des anderen Geschlechts; beim kastrierten Hahn also Eierstocksgewebe, bei der kastrierten Henne Hodensubstanz. Das zeigt offenbar, daß in diesen Tieren die Anlagen des anderen Geschlechts mehr oder minder verdeckt schlummern müssen, die dann bei besonderer Einwirkung, aber auch im natürlichen Verlauf der Entwicklung, wie oft bei Xiphophorus, zutage treten und die Oberhand gewinnen können. Nun ist uns einmal die außerordentlich nahe Verwandtschaft der männlichen und weiblichen Keimdrüsenhormone bekannt, vor allem wissen wir aber, daß „Hermaphroditismus", Zwitterbildung, also die gleichzeitige Ausbildung männlicher und weiblicher Merkmale, bei sehr vielen Tieren ganz natürlich vorkommt, während es bei anderen und auch beim Menschen in Krankheitsfällen als krankhafte Erscheinung bekannt ist. Es scheint danach, daß ganz allgemein männliche und weibliche Entwicklungsmöglichkeiten im Körper eines jeden Tieres vorhanden sind und daß die Quantität, die *Menge* der Geschlechtsrealisatoren dafür bestimmend ist, ob ein männliches, ein weibliches Wesen oder ein

Zwitter entsteht. Man könnte sagen, $100^0/_0$ männliche und $100^0/_0$ weiblich gibt es nicht, in jedem Körper besteht auch die Anlage zur Ausbildung des anderen Geschlechts bald mehr, bald minder, und nur dann, wenn sie über ein normales Maß vertreten ist, kommt es zu der auffallenden Erscheinung von Mannweib oder weiblichem Mann, bis schließlich das Krankheitsbild des Hermaphroditismus, der Zwitterbildung, entstehen kann, in dem das Geschlecht nicht mehr eindeutig zu bestimmen ist, sondern neben männlichen auch weibliches Keimdrüsengewebe entwickelt ist. Bei den Wirbeltieren ist das Verhältnis so geregelt, daß die eine Potenz unbedingt die Oberhand hat, so daß verschiedene männliche und weibliche Tiere die Folge sind, während bei Wirbellosen Zwitter, hermaphroditische Tiere mit gleichzeitiger Ausbildung von Hoden und Eierstöcken, in vielen Fällen nachweisbar sind, wie z. B. bei Schnecken und Regenwürmern. Der Unterschied ist nur der, daß in diesen Fällen die Anlagen in ungefähr gleicher Stärke vorhanden sind; es ist ein quantitativer Unterschied, ein Unterschied im Mengenverhältnis, kein prinzipieller, weshalb wir bei Wirbellosen oft bei nahe verwandten Arten Zwitterbildung oder Getrenntgeschlechtlichkeit vorfinden können, und das gleiche kennen wir ja schließlich auch bei den Pflanzen.

Vererbung des Geschlechts

Daß in jedem Wesen die Möglichkeit zur Entwicklung des anderen Geschlechts vorhanden ist, daß es keine $100^0/_0$ männlichen und weiblichen Organismen gibt, scheint allgemein Gesetz zu sein und wird durch die Art der Vererbung des Geschlechtes, wie sie beim Menschen und den meisten Tieren und Pflanzen erwiesen ist, augenscheinlich. Die Vererbung des Geschlechts erfolgt in den sog. Geschlechtschromosomen, den Geschlechtskernschleifen des Zellkerns von Ei und Samenzelle. Und zwar ist es so, wenn wir nur auf das ganz Grundsätzliche eingehen, daß das eine Geschlecht, und zwar meist das weibliche, zwei Geschlechtschromosomen (X-Chromosomen) besitzt, während das männliche nur eines hat. (Das oft auftretende zweite sog. Y-Chromosom ist genleer und spielt selbst dabei keine Rolle.) Die Eizellen haben dann nach der Reifeteilung, welche den Chromosomenbestand halbiert, im allgemeinen ein X-Chromosom; von den Samenzellen hat dann die Hälfte ein X-Chromosom, der anderen Hälfte fehlt diese Kernschleife. Bei der Vereinigung von Ei und Samenfäden bedingt nun die Verschmelzung eines Eis mit einem Samenfaden, der ein X-Chromosom hat, die Ausrüstung der befruchteten Eizelle mit zwei X-Chromosomen und damit die Ausbildung des weiblichen Geschlechts. Die Vereinigung einer Eizelle mit einem Samenfaden ohne X-Chromosom aber ergibt natürlich ein befruchtetes Ei mit nur einem X-Chromosom und damit die Entwicklung zu einem männlichen Wesen. Es handelt sich also bei der Vererbung des Geschlechts, die nach den Mendelschen Regeln vor sich geht, um eine mengenmäßige, eine quantitative Regelung. Zwei X-Chromosomen in einer befruchteten Eizelle führen zur Entwicklung des weiblichen, nur eines zu der des männlichen Geschlechts. Der geschlechtsbestimmende Erbfaktor ist in seiner Wirkung mengenmäßig, quantitativ festgelegt. Man kann sich das so vorstellen, daß in diesem Falle das X-Chromosom verweiblichende Wirkung hat und gegen einen vermännlichenden Einfluß (Erbfaktor) zu kämpfen hat, den es nur im Falle zweier Geschlechtschromosomen mehr oder minder völlig unterdrückt, während es, wenn nur ein Geschlechtshormon vorliegt, unterliegt. Damit ist aber gesagt, daß der Vorgang der Geschlechtsvererbung selbst schon die Tatsache in sich schließt, daß in jedem durch geschlechtliche Fortpflanzung entstehenden Wesen männliche und weibliche Kräfte enthalten sind, die gegensätzlich um die Vorherrschaft ringen, und wobei der Kampf im voraus in den meisten Fällen so entschieden ist, daß der Sieg des einen eindeutig feststeht.

Verjüngung

Es ist bei der großen Bedeutung der Keimdrüsenhormone für Körper und Geist des Menschen nur zu verständlich, daß die Medizin die vorhandene Möglichkeit ausnützt, Keimdrüsenausfall und seine hormonalen Folgen durch Einspritzen von Keimdrüsenhormonen oder durch Einpflanzung von Keimdrüse oder Keimdrüsenteilen, die man relativ lange im Eisschrank lebensfähig halten kann, zu ersetzen. Man hat sogar in einigen Fällen Keimdrüsen von Affen zur Transplantation im Menschen herangezogen, einmal um die direkten Folgen des natürlichen Hormonmangels zu beheben, teils aber auch aus bestimmten Hoffnungen heraus,

die man aus Tierversuchen ziehen konnte. Die Keimdrüse steht ja
offensichtlich bei den verschiedenen Phasen der menschlichen und
tierischen Entwicklung und des Lebensablaufs, bei den Veränderungen der Pubertät, der Geschlechtsreife und des Greisen-
alters mit im Vordergrund der Erscheinung. Damit war der
Gedanke gegeben, die auf das Versagen der Keimdrüse zurück-

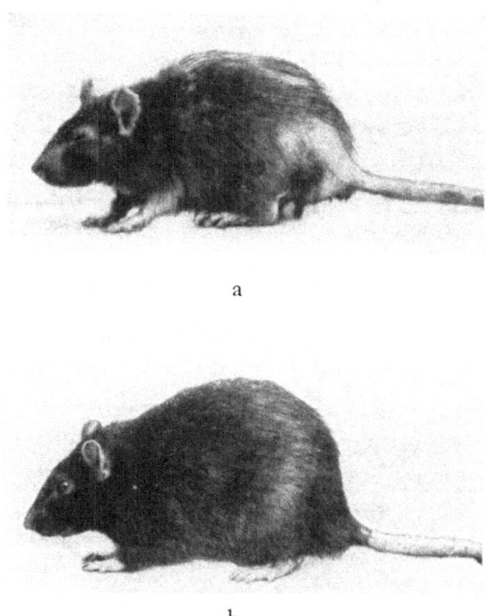

a

b

Abb. 20a u. b. Ratten aus gleichem Wurf. a Altersschwaches Tier; b durch
Operation verjüngter Bruder, $3^{1}/_{2}$ Monate nach der Operation. Das Tier war
vor der Operation noch hinfälliger als Tier a. (Nach *Steinach*)

geführten Ausfalls- und Alterserscheinungen dadurch rückgängig
zu machen, daß man dem alternden Organismus frisches Keimdrüsenhormon zur Verfügung stellte. Und man hat im Tierversuch bei Hunden und Ratten in der Tat durch Einpflanzen von
Keimdrüsen jugendlicher Tiere in alte (*Harms*) oder durch Unterbindung des Ausführungsganges der Hoden, wodurch ein Reiz
auf den Hoden ausgeübt wird (*Steinach*), „Verjüngungserfolge"
in dem Sinne erzielt, daß altersschwache, gebrechliche Tiere
wieder lebensfähig und frisch wurden und in Aussehen, Ge-

schlechtsvermögen und Lebhaftigkeit zeitweilig den Eindruck sehr viel jüngerer Tiere machten. Eine Auffrischung dieser Tiere, eine Kräftigung des altersschwachen und müden Organismus und mitunter wohl auch eine Verlängerung des Lebens über das normale Maß hinaus ist in diesen Tierversuchen, die ja eine Zeitlang sehr viel Aufsehen erregten und viele Hoffnungen erweckten, wohl zweifellos erzielt worden (Abb. 20a u. b).

Beim Menschen ist leider der Erfolg solcher Operationen bisher recht zweifelhaft geblieben, und sie haben nicht die Hoffnung erfüllt, die man auf sie gesetzt hat. Wie weit es der medizinischen Kunst gelingt, durch Implantation von Keimdrüsengewebe oder durch Hormonbehandlung zu einwandfreien Erfolgen zu kommen, kann heute noch nicht beantwortet werden.

Die Bildung der Keimdrüsen

Die Keimdrüsen (Gonaden) der Wirbeltiere entstehen aus Epithelzellen der Leibeshöhlenwand, die zu wuchern anfangen, sich mit Bindegewebe umgeben und einen Längswulst, „die Geschlechtsleiste" bilden, in welche die Urkeimzellen, die zunächst im Entoderm gefunden werden, einwandern. Im männlichen Geschlecht werden aus einer geschlechtsneutralen Anlage aus den Epithelzellen die blasigen Samenampullen der Anamnier, bzw. die Samenkanälchen der Amnioten, viele hundert gewundene Röhrchen, in denen sich aus den Urgeschlechtszellen die „Samenfäden" entwickeln, während aus dem Keimepithel die „Sertolizellen" und im Bindegewebe Bindegewebszellnester (Amnioten) oder Stränge (Anamnier), die Zwischen- oder interstitiellen Zellen entstehen, die man nach ihrem Entdecker meist als „Leydigsche Zellen" bezeichnet. Ihnen wird heute die Bildung des männlichen Geschlechtshormones „Testosteron" zugeschrieben, während die Sertolizellen als Gerüst- und Ernährungszellen der Samenzellen dienen, daneben aber auch im Hormonhaushalt tätig sein dürften.

Bei den Weibchen ist die erste Anlage ähnlich, doch entstehen aus den wuchernden Epithelsträngen keine offene Blasen bzw. Röhrchen, sondern rundliche Zellhaufen, in denen die Primäreier von den sie ernährenden Follikelzellen des Keimepithels umhüllt werden. Sie entsprechen den Sertolizellen der Hoden. Im weiblichen Geschlecht entwickelt sich zwischen den im Wasser lebenden niederen Vertebraten, den Fischen und Amphibien, und den terrestrisch lebenden Amnioten schon milieubedingt ein wesentlicher Unterschied der Nachkommenerzeugung und der mütterlichen Fürsorge. Im Wasser kann die Fortpflanzung der Art durch einfache Entleerung der Eier, äußere Befruchtung und

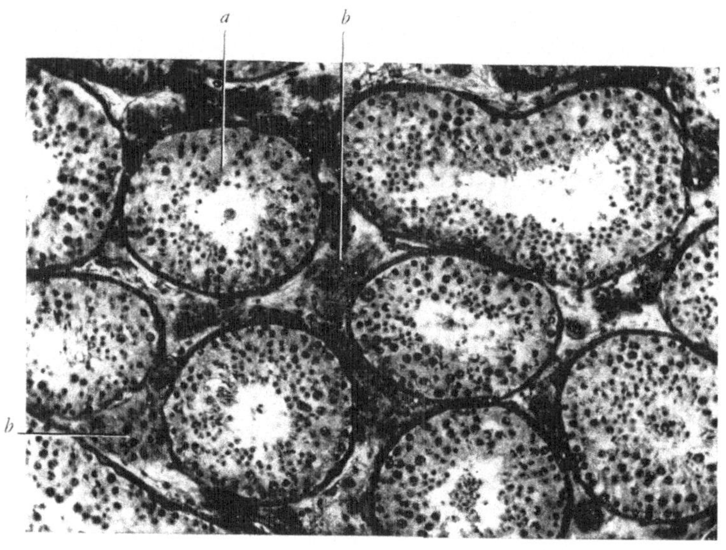

Abb. 21. Hoden des Menschen. a Samenzellen; b Zwischenzellen. (Orig.-Aufn. Prof. *Rietschel*, Zoolog. Institut)

Weiterentwicklung relativ wenig ausgebildeter Larven vor sich gehen, wobei diese freilich sehr gefährdet sind. Die Konsequenz ist daher die Produktion äußerst zahlreicher Eier (in Einzelfällen bis zur Million), die nur wenig Dottermaterial bis zur eignen Ernährung mit sich führen. Am Land dagegen ist innere Befruchtung nötig mit der Folge der Erzeugung relativ weniger, dafür stärker mit Nährmaterial versehener Eier (Reptilien, Vögel) oder der Ernährung im mütterlichen Körper (Säugetiere). Es werden also weniger, dafür besser versorgte Nachkommen erzeugt.

Während aber im Ovar nur relativ wenig Eier zur Entwicklung kommen, wird die Spermienzahl im männlichen Geschlecht weniger eingeschränkt, doch ist auch hier die Zahl der Primärspermatozyten geringer als bei den wasserlebenden Anamniern (ohne Amnion = Fische und Amphibien).

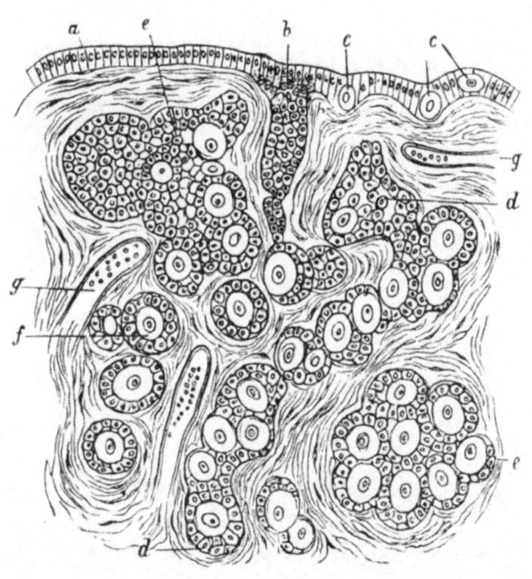

Abb. 22a. Eibildung. Schnitt durch den Eierstock eines neugeborenen Kindes. (Nach *Waldeyer*.) *a* Keimepithel; *b* Wucherung; *c* Eier im Epithel; *d, e, f* Follikelbildung; *g* Gefäß

Bei den Säugetieren ist die Beziehung zwischen Mutter und Kind dann besonders eng und auch komplizierter als bei den übrigen Wirbeltieren. Im Ovar wachsen hier die Primärfollikel zu flüssigkeitserfüllten Bläschen bis zu einem Durchmesser von etwa 15 mm, den Graafschen Follikeln (*Graaf* 1672), in denen die mehrschichtig gewordenen Follikel- oder Granulosazellen die Wände auskleiden und in einem Vorsprung, dem Eihügel, das Ei umgeben. Um den Graafschen Follikel legen sich zwei Bindegewebsschichten, von denen die innere, die „Theca interna" blutgefäßreich ist und zahlreiche Zellen enthält, die den Leydigzellen der Männchen entsprechen dürften und wie diese Gonadenhormone bilden, und zwar – wohl mit den Granulosazellen – die östrogenen Hormone (Oestrus = Brunst) *Oestradiol* und *Oestron*, die sexuelle Bereitschaft erzeugen. Der reifende Follikel wandert an die Oberfläche des Eierstocks, reiß, die Eizelle fällt in die Leibeshöhle und wird vom Eileiter aufgenommen.

Bei den meisten Säugetieren wird nun mit einer großen Regelmäßigkeit dafür gesorgt, daß die reifen Eier im Eileiter befruchtet werden; dies geschieht durch die Ausschüttung des östrogenen

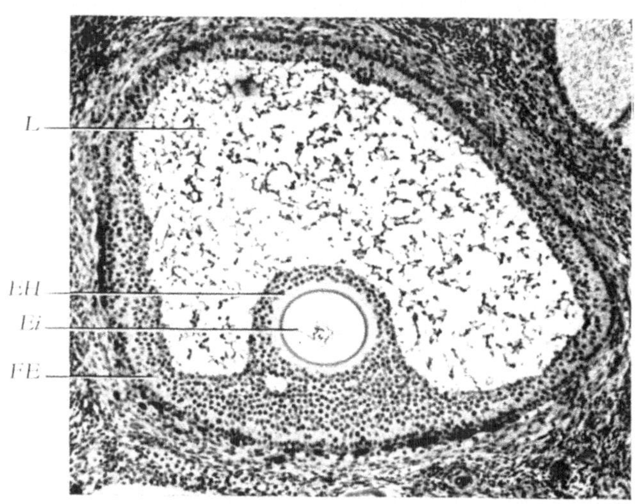

Abb. 22b. Eierstock der Katze. Graafscher Follikel. (Orig.-Aufn. Prof. *Rietschel*, Zoolog. Institut.) *L* Liquor-Flüssigkeit, *EH* Eihügel, Ei, *FE* Follikel-Epithel

Follikelhormon Ostradiol, das einmal sexuelle Erregung wie, mittelbar über die Hypophyse, Reifung und Platzen des Follikels bedingt, so daß etwa am 2. Tage der Brunst der Follikel platzt und das Ei in den Eileiter kommt, nachdem normalerweise am 1. oder 2. Tag der Brunst die Begattung stattgefunden hat. Das winzig kleine, etwa 0,1 mm große Ei der Säugetiere wird also fast regelmäßig befruchtet und braucht dann etwa 3–4 Tage, bis es in der Gebärmutter, dem Uterus, anlangt, der seinerseits durch das zweite Hormon des Ovars derart vorbereitet wird, daß er für die Einnistung des Eis, die etwa am 7. Tag erfolgt, und die Placentabildung geeignet wird.

Beim Follikelsprung bildet sich nämlich aus dem Follikelrest der *Gelbkörper* oder das „Corpus luteum". Zwischen den Granulosazellen wandern Zellen der Theca interna und Blutgefäße ein. Die Granulosazellen und die eingewanderten Thecazellen wachsen stark an und werden durch Einlagerung von Fettstoffen (Lipoiden) zu „Luteinzellen", die meist stark gelb gefärbt erscheinen. Diese Zellen sondern das „Progesteron" ab, ein Hormon, das für die drüsige Umwandlung des Uterus und für die Placentabildung nötig ist. Wird das Ei, wie hier im allgemeinen, befruchtet, so bildet sich das Corpus luteum graviditatis, ein großes dauerndes Organ, das für die Durchführung der Schwangerschaft zunächst unbedingt nötig ist; bleibt das Ei im Ausnahmefall unbefruchtet, so bleibt der gebildete Gelbkörper klein und bildet sich bei Ende der Periode zurück, wobei gleichzeitig ein Abbau der drüsigen Umwandlung des Uterus erfolgt.

Viel unsicherer ist die Befruchtung beim Menschen und den Altweltaffen, da hier kein Oestrus im Sinne zeitlich begrenzter, mehr oder minder mit dem Follikelsprung zusammenfallender geschlechtlicher Erregung auftritt, sondern die Ovulation in der Mitte des Zyklus einsetzt. Außerdem ist hier der Vorgang der Beendigung der „Periode" bei Nichtbefruchtung des Eis viel dramatischer, indem die Schleimhaut des Uterus unter Blutungen („Menstruation") zerfällt und abgestoßen wird. Ovulation und Menstruation sind also zwei zeitlich verschiedene Phasen der Sexualperiode.

Aufgabe des Eierstocks ist also zunächst die Bildung reifer, befruchtungsfähiger Eier. Eine zweite ist die Bildung von Hormonen, die für das weitere Schicksal der befruchteten Eizellen zu sorgen haben. Diese gleiche Doppeltätigkeit der Keimzellenbildung und der Hormonausscheidung gilt, wie wir wissen, aber auch für die männliche Keimdrüse.

Die Keimdrüsenhormone
Stofflicher Aufbau der Keimdrüsenhormone

Die Sexualhormone sind wie die besprochenen Nebennierenrindenhormone Steroidhormone und diesen sehr nahe verwandt, entstehen auch auf ganz ähnliche Weise wie diese aus Cholesterin (s. S. 41). Sie sind relativ wenig konstitutionsspezifisch, so daß einmal verschiedene androgen und oestrogen wirkende Substanzen, wie auch solche mit bisexueller Wirkung in den Geschlechtsorganen sowie im Blut und Harn aufgefunden werden können.

Doch sind von diesen Stoffen als die eigentlichen Geschlechtshormone die zwei weiblichen *Oestradiol* und *Progesteron* und das männliche *Testosteron* hervorzuheben.

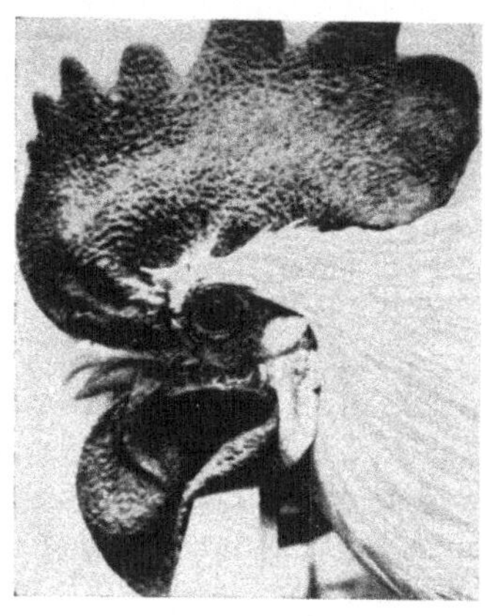
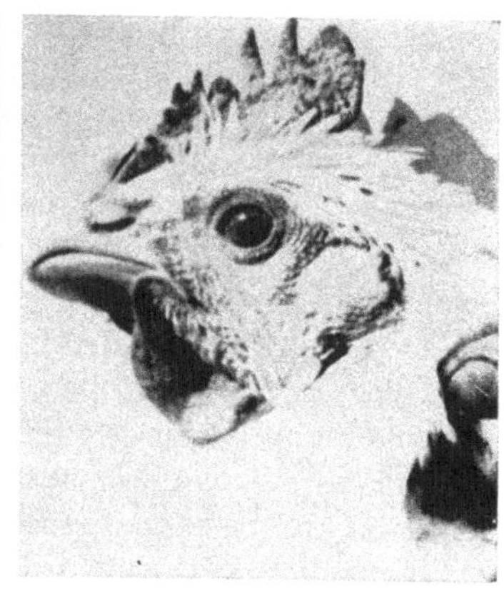

a   b

Abb. 23 a u. b. a Kastrierter Hahn, $3^1/_2$ Monate, mit männlichem Sexualhormon behandelt; b derselbe Hahn, nachdem die Behandlung seit $2^1/_2$ Monaten abgebrochen ist. (Nach *Freud, Laqueur* und *Pompen* aus *Höber*)

1. *Männliches Sexualhormon: Testosteron*

Aus dem Wirkungsbereich dieser Hormone auf Ausbildung des Geschlechtsapparates und der sekundären Geschlechtsmerkmale mußte man als Testobjekte solche wählen, die eine möglichst quantitative Auswertung gestatten. Für das männliche Keimdrüsenhormon erwiesen sich dafür zwei Teste als besonders brauchbar; das eine ist der „Hahnenkamm"-, das andere der „Vesikulärdrüsentest" beim Nagetier. Im ersten Fall mißt man die Vergrößerung des beim kastrierten Hahn rückgebildeten Kammes (Abb. 23), im zweiten die histologische Veränderung besonderer Anhangsdrüsen des männlichen Geschlechtsapparates der kastrierten Ratte und Maus bei Behandlung mit männlichen Geschlechtshormonextrakten.

Dabei stellte sich heraus, daß nicht nur die Hoden, sondern auch andere Gewebe, wie das Blut, ja sogar der Harn des Mannes Sexualhormonwirkung zeigen; so ergaben z. B. Extrakte aus 400 ccm Harn eine Vergrößerung von $20^0/_0$ beim Hahnenkamm, was einer Hahnenkammeinheit entspricht. Männerharn stellte schließlich das Ausgangsprodukt für die Gewinnung eines kristallisierten hochwirksamen Sexualstoffes „Androsteron" durch *Butenandt* 1931 dar (15 mg aus 25 000 l Harn). 1935 gelang *Laqueur* aus Stierhoden die Gewinnung eines dem Androsteron sehr ähnlichen Stoffes, des Testosterons, das noch wirksamer als das Androsteron ist und das eigentliche Hormon darstellt.

Bei den weiblichen Sexualhormonen haben wir zwei Hormone des Eierstocks erwähnt: Oestradiol und Progesteron, die man als Oestrogene und Gestagene (gesto lat. ich trage) bezeichnen kann.

2. *Follikelhormon.* Oestrogen ist das Follikelhormon Oestradiol, es besitzt die erste Aufbauwirkung auf die Gebärmutter des weiblichen Organismus. Bei Ratten und Mäusen, welche periodische Brunsttätigkeit haben, in denen ähnlich wie bei den höheren Säugetieren periodische Auf- und Abbauerscheinungen der Uterusschleimhaut unter der Einwirkung der Keimdrüsenhormone vor sich gehen, macht auch die Schleimhaut der Scheide gesetzmäßige Veränderungen durch, die der Veränderung des Uterus parallel gehen und leicht in Scheidensekretabstrichen zu erkennen sind. Vier solcher Phasen kann man unterscheiden: Ruhe, Vorbereitung, Brunst und Abbau. In der Ruhe (Diöstrus) ist die Scheidenabsonderung schleimig, mit Epithelzellen und weißen Blutkörperchen erfüllt, in der Vorbereitung (Proöstrus) zeigen sich viele Epithelzellen; die Brunst (Östrus) ist bezeichnet durch charakteristisch verhornte Zellen, die „Schollen", in der Nachbrunst (Metöstrus) wird die Absonderung der Scheide schleimig und mit Zellen und weißen Blutkörperchen erfüllt wie bei Beginn der Periode (Abb. 24).

Ursache dieser Veränderung ist das Follikelhormon. Will man aber eine Maus zur Prüfungsreaktion verwenden, muß man sie verhindern, von sich aus Follikelhormone zu erzeugen; man muß sie kastrieren, da dann mit dem herausgenommenen Organ die Möglichkeit der Hormonbildung entfällt, Eine kastrierte Maus erlebt eben keine Brunstzyklen und wird dadurch zum Prüfungsobjekt geeignet, da jetzt bei ihr durch Einspritzung des zu prüfenden Follikelhormons im Versuch jederzeit sich die biologischen Vorgänge der Brunst abrollen lassen, die man durch Ausstriche der Scheidenabsonderung zu prüfen imstande ist. Die

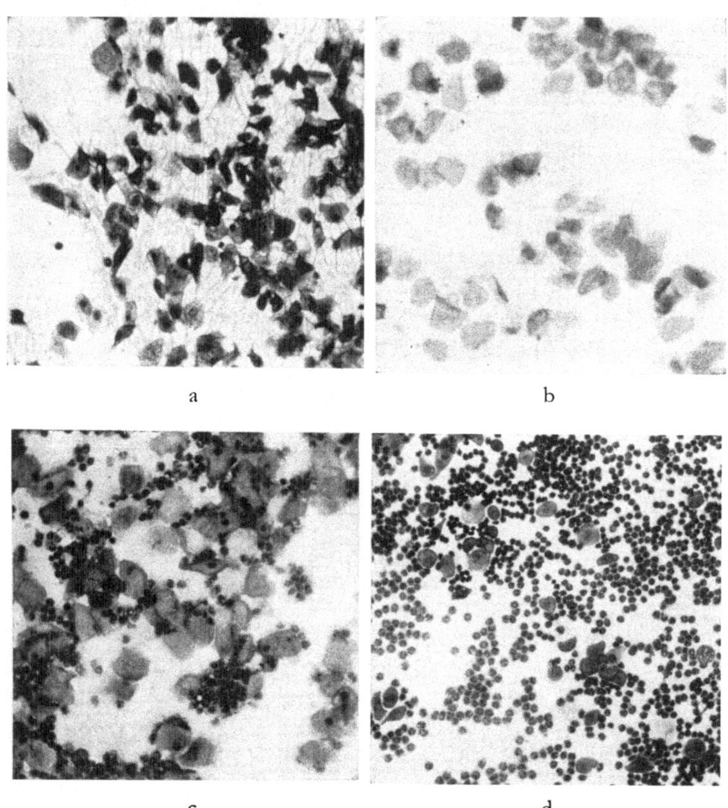

Abb. 24a–d. Scheidensekret der weißen Maus. (Orig.-Aufn. Prof. *Rietschel*, Zoolog. Institut.) a Vorbereitung (Proöstrus); b Brunst (Östrus), Schollen = verhornte, kernlose Zellen; c nach der Brunst (Metöstrus); d Ruheperiode (Diöstrus), Sekret schleimig mit Epithelzellen und weißen Blutkörperchen

Substanzmenge, die bei Einspritzung unter die Haut (bei der kastrierten Maus) in etwa 36–60 Stunden das Auftreten der „Schollen" auslöst, ist dann die Mäuse-Einheit ME. (*Allen-*

Doisy-Test) Neben dem Oestradiol $C_{18}H_{24}O_2$, das bei allen Wirbeltieren vorkommt, sind noch zwei andere, nahe verwandte Steroidhormone des Ovars zu erwähnen, die deutliche, wenn auch geringere Wirkung besitzen. Von ihnen ist das „*Oestron*" $C_{18}H_{22}O_2$ allgemein von den Cyclostomen bis zu den Säugetieren gefunden worden, während das *Oestriol* $C_{18}H_{24}O_3$ (Oestrus tri ol = 3 Alkohol) weniger häufig ist.

Internationale Einheit ist 0,1 $\gamma = {}^1/_{10000}$ mg Östron, das ungefähr 5 ME. = Mäuseeinheiten entspricht.

3. Gelbkörperhormon: Progesteron. Für das Hormon des Gelbkörpers dient seine charakteristische Wirkung zugleich als Test. Das Gelbkörperhormon bedingt die drüsige Umwandlung der durch Oestradiol aufgebauten Uterusschleimhaut zur Vorbereitung der Festsetzung und ersten Entwicklung des befruchteten Eis. Man benutzt dazu den Uterus junger Kaninchen, die mit Follikelhormon vorbehandelt werden, und testet nach dem Ausmaß der Schwangerschaftsumbildung der Uterusschleimhaut die Wirksamkeit des Gelbkörperhormonextraktes. Neuerdings hat man auch eine charakteristische Wirkung des Progesterons auf das Legeröhrenwachstum des weiblichen Bitterlings beobachten können.

Auch das Gelbkörperhormon ist, obwohl es im Gelbkörper (Corpus luteum) nur in geringen Mengen enthalten ist – (aus etwa 100 kg Schweinsovarien erhielt man etwa 50 mg) – in seiner Zusammensetzung und seinem Aufbau bekannt. Progesteron ist ja, wie schon auf S. 40 erwähnt, ein Steroidhormon, dessen Ableitung aus Cholesterin durch Abspaltung einer Seitenkette (ab $C_{22}–C_{27}$) sowie durch Oxydation am C_3-Atom relativ einfach erscheint. Es ist daher verständlich, daß es als im Mittelpunkt der Steroidhormonsynthese der Gonade wie der Nebennierenrinde stehend, gewissermaßen als Muttersubstanz der anderen Steroidhormone betrachtet wurde. Cholesterin aber ist ein Sterin, das in genügender Menge im Körper vorkommt und das als natürliches Ausgangsmaterial für die Steroidhormone der Gonade und der Nebennierenrinde wie auch der Gallensäuren der Leber angesehen werden kann (Tabelle S. 41).

Es ist daher erklärlich, daß Progesteron nicht nur bei Säugetieren mit ihrer Gelbkörperbildung vorkommt, sondern bei allen

Wirbeltieren gefunden worden ist und zwar nicht nur bei solchen, die, wie einige lebend gebärende Selachier, eine Art Corpus luteum besitzen, oder bei lebend gebärenden Amphibien und Reptilien, die im mütterlichen Körper für ihre Nachkommen sorgen müssen. Doch ist mit dem Auffinden von Progesteron bei Fischen und Amphibien, ja sogar in den Ovarien von Echinodermen (Seestern und Seeigel) sowie in Muscheln (Pecten) über die Funktion dieser Substanz bei diesen Tieren noch nichts gesagt, auch wenn man z. B. weiß, daß Progesteron bei Amphibien wie Oestradiol wirkt, oder daß es bei kastrierten Krötenweibchen den Eileiter wie die oestrogenen Hormone zur Entwicklung bringen kann. Neben Progesteron können mitunter zwei weitere gestagene Hormone, die nur durch Hydrolysierung an C_{20} von Progesteron unterschieden sind (20 Hydroxypregnenolone) mit deutlicher Hormonwirkung isoliert werden.

Bildung und biologische Bedeutung

1. Männliches Sexualhormon. Wir haben bei der Schilderung der Bildung der Keimdrüsen schon erwähnt, daß bei den männlichen Gonaden drei Zellarten als Bildner des männlichen Keimdrüsenhormons in Frage kommen: die Samenzellen, die *Sertoli*-Gerüstzellen der Samenkanälchen sowie die Leydigschen Zellen des Bindegewebes. Heute wird den Leydigschen Zellen die Hauptfunktion bei der Hormonbildung zugeschrieben, neben anderen auch aus der Erfahrung, daß bei Sterilisierung durch Unterbindung der Samenleiter zwar das samenbildende Gewebe weitgehend rückgebildet wird, die Leydigschen Zellen aber erhalten und zugleich der Geschlechtstrieb und die Hormonbereitung des Hodens gewahrt bleiben.

Aber ob dabei die anderen Gewebe des Hodens ohne Bedeutung für die Geschlechtshormonbildung sind, ist noch nicht gesagt. Für eine hormonale Bedeutung der Sertolizellen spricht, daß sie dort, wo ein deutlicher Jahreszyklus in Aufbau und Funktion der Gonaden vorkommt, regelmäßig entsprechende zyklische Veränderungen in ihrer Struktur und offensichtlich ihrer Arbeitsweise aufweisen, indem sie z. B. bei Fröschen im Frühjahr unmittelbar nach dem Samenausstoß mit Lipoid- und cholesterinhaltigen Tröpfchen erfüllt sind, die dann mit Beginn neuer

Samenbildung verschwinden und offenbar mit zum Wiederaufbau der nächsten Spermiengeneration verwandt werden.

Auch bei Urodelen und Amnioten läßt sich ein solcher zyklischer Auf- und Abbau von cholesterinhaltigem Material im Plasma der Sertolizellen dort verfolgen, wo ein Jahreszyklus erkennbar ist. Da Cholesterin das Ausgangsmaterial der Steroidhormone darstellt, spricht dies sehr dafür, daß die Sertolizellen als Überträger steroidhaltigen Materials die Spermatogenese fördern.

2. *Die weiblichen Sexualhormone.* Im weiblichen Geschlecht werden zum Unterschied vom männlichen mehr, d. h. zwei oder mitunter drei Geschlechtshormone ausgebildet, die jeweils ihre besondere Bedeutung haben, da hier für die Erhaltung der Art in Schwangerschaft, Geburt und Ernährung der Neugeborenen zusätzlich vielseitige und wechselnde Anforderungen an den weiblichen Körper und seine Sexualhormone gestellt werden.

Schon die Entstehung der beiden wichtigsten Eierstockshormone, das eine im reifenden Follikel, das andere im nachträglich nach dem Freiwerden des Eis umgewandelten Restkörper, also ihre zeitliche Hintereinanderschaltung zeigt ihre verschiedene Bedeutung. Das Follikelhormon hat die ersten Aufgaben zu erfüllen. Es bewirkt die Entwicklung der weiblichen Geschlechtsmerkmale, kann also Kastrationsfolgen rückgängig machen. Es bedingt besonders die Entwicklung des jugendlichen zum reifen Geschlechtsapparat. Es hat die Aufbauvorgänge der Uterusschleimhaut in den Brunstzyklen der niederen oder der Menstruationszyklen der höheren Säuger zu vollbringen. Es ist ja bekannt und schon erwähnt, daß gleichzeitig mit der periodischen Eireifung im Eierstock bis zum Untergang des nicht befruchteten Eis periodische Veränderungen der Gebärmutterschleimhaut auftreten, die von den Hormonen des Eierstocks abhängig sind. Die erste Phase, die „Aufbauphase" der Uterusschleimhaut, ist das Werk des Follikelhormons des reifenden Follikels. Es findet dabei eine starke Durchblutung, eine Schwellung der Schleimhäute statt und ein erstes Anwachsen der Schleimhautdrüsen. Dann platzt der Follikel, das Ei tritt aus, und die Umwandlung des Restfollikels zum Corpus luteum setzt ein. Die zweite oder „Sekretionsphase" beginnt, sie ist vor allem bezeichnet durch ein starkes Anwachsen und eine Veränderung der Drüsen, die zu

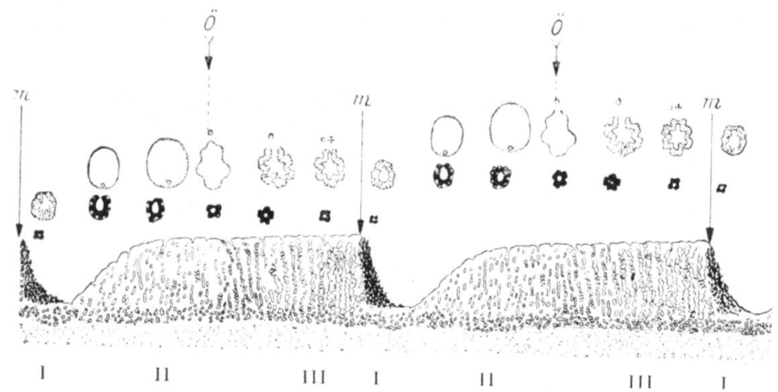

Abb. 25 a. Schema der periodischen Veränderungen von Uterusschleimhaut, Follikel und Gelbkörper bei den Menstruationszyklen. I Blutung und Abstoßung der Schleimhaut; II Aufbau: Follikelhormonwirkung; oben: Follikelreifung und Austritt des Eies; III Aufbau: Gelbkörperwirkung: drüsige Umwandlung der Schleimhaut oberste Reihe Gelbkörperbildung gestrichelt, schwarz: Degeneration der vergänglichen Gelbkörper der Menstruation. Darüber (Pfeil mit Ö) Eintritt der Brunst bei den Östruszyklen der niederen Säuger. (Verändert nach *Schröder*)

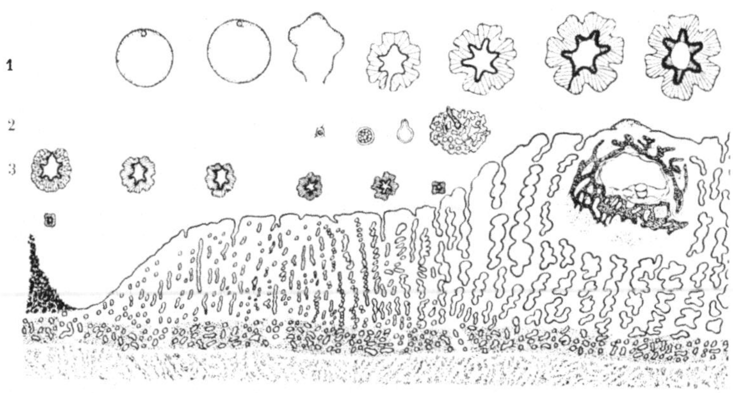

Abb. 25 b. Schema der Schwangerschaftsveränderungen. Unten: Uterusschleimhaut und Einbettung des Eies; darüber: 1 Follikel und Schwangerschaftsgelbkörper des sich einbettenden Eies. 2 Erste Eientwicklung. 3 Die letzten vergänglichen Gelbkörper der Menstruation. (Nach *Schröder*

sezernieren beginnen. Die Durchblutung und Auflockerung wird stärker. In diese Zeit fällt die stärkste Ausbildung des Gelbkörpers. Die Sekretionsphase steht unter der Wirkung des Progesterons. Wird das Ei nicht befruchtet, so geht es zugrunde, und es beginnt wieder ein Abbauprozeß. Dieser ist bei den meisten Säugetieren langsam und schonend, nur im Menstruationszyklus der Primaten wird ein großer Teil der Uterusschleimhaut unter Blutungserscheinungen der monatlichen Menstruation ausgestoßen. An Schleimhautstückchen, die man in die Augenkammer von Rhesusaffen verpflanzt hat, konnte man rhythmische Zusammenziehung der ernährenden Blutgefäße erkennen, die kurz vor der Blutung lange andauern und dadurch offenbar das Gewebe so schädigen, daß es bei Wiederöffnung der Blutgefäße zu der Ausstoßung kommt. Nach Aufhören der Blutung wird die Schleimhaut wieder aufgebaut, und der nächste Menstruationszyklus beginnt. Der Eiaustritt findet also etwa in der Mitte eines Menstruationszyklus statt, während er beim Brunstzyklus während des Östrus geschieht. Dadurch wird – wie gesagt – das Ei der meisten Säuger fast regelmäßig befruchtet, während bei den Primaten die Befruchtung unsicher wird. Nur zirka 12 Tage (etwa vom 8.–20. Tag) im monatlichen Zyklus ergeben die Möglichkeit der Befruchtung.

Das Follikelhormon des Eierstocks ist also das *Brunsthormon*, das den Aufbau des Uterus und seiner Schleimhaut wie das Anwachsen und Reifen des kindlichen bedingt. Daneben bewirkt es ein Anwachsen der Milchdrüsen, ein seelisches und körperliches Bereitwerden, kurz, es ist das Vorbereitungshormon der Zeugung. Auf den Eierstock selber hat es direkt wenigen Einfluß, der wird beherrscht von einer höheren Instanz, die wir gleich besprechen müssen, der Hypophyse.

Neben seinem Einfluß auf den Geschlechtsapparat hat das Follikelhormon Oestradiol eine Reihe allgemeinerer Wirkungen. So erhöht es den Wassergehalt der Gewebe, beeinflußt den Fettstoffwechsel und die Fettverteilung im weiblichen Körper. Dabei erhöht es den Fettgehalt der Gewebe, vermindert aber gleichzeitig die Menge der Fettbestandteile im Blut. Außerdem hemmt es das Wachstum der langen Röhrenknochen, so daß bei den Säugetieren das weibliche Geschlecht durchschnittlich kleiner bleibt als das männliche. Seine Wirkung kommt zustande durch die Beeinflussung einer Reihe von Fermenten über die Stimulierung von Eiweiß- und Nucleinsäuresynthesen.

Trotz ihrer geschlechtsspezifischen Wirkungen kommen Follikelhormone (Oestradiol, Oestron) infolge der chemisch nahen Verwandtschaft aller Steroidhormone auch im männlichen Geschlecht vor, in Ausnahmefällen – wie beim Hengst – sogar in beträchtlichem Ausmaß. Ferner sind sie vielfach bei wirbellosen Tieren, wie Schmetterlingen und Mollusken, oft sogar in deren Ovarien nachgewiesen worden, freilich ohne daß man weiß, ob sie dort irgendwelche hormonale Funktion ausüben, da sie auch in anderen Körpergeweben ja sogar bei Pflanzen gefunden worden sind.

Im Gegensatz zum Follikelhormon ist die Aufgabe des Gelbkörperhormons Progesteron bei den Säugetieren eine mehr begrenzte. Man hat einmal gesagt: „Das Follikelhormon ist das Hormon der Frau, das Progesteron das Hormon der Mutter." Es hat die drüsige Umwandlung der Uteruswand zur Folge, eine Vorbedingung zur Festsetzung und ersten Entwicklung des befruchteten Eis. In dem Menstruationszyklus, dem „unfruchtbaren Fortpflanzungszyklus", ist seine Wirkung beschränkt, genau so wie das Corpus luteum nur eine beschränkte Dauer zeigt und bald zurückgebildet wird. Die eigentliche Aufgabe entfaltet sich bei Befruchtung des Eis, dem natürlichen Ziel der Menstruationsperiode, in den darauf folgenden Vorgängen der Schwangerschaft, wobei aber auch dem Follikelhormon besondere und wichtige Aufgaben zufallen (s. Abb. 25 b). Indes wollen wir darauf erst eingehen nach Besprechung des Einflusses, den die Hypophyse auf die bisher geschilderten Vorgänge ausübt. Neben diesen beiden Eierstockshormonen Oestradiol und Progesteron, die bei allen Wirbeltieren gefunden und nachgewiesen worden sind, sind noch eine Reihe oestrogener und gestagener Stoffe mit geringerer, aber im Prinzip gleicher Wirkung bekannt geworden, die bei der Hormonsynthese als Zwischen- und Nebenprodukte anfallen dürften. Doch ist neuerdings ein Hormon ganz andrer Art, nämlich ein Eiweißhormon „*Relaxin*", ein Polypeptid (vom Molekulargewicht von etwa 10000) vor allem bei Nagetieren gefunden worden, das mit dem Follikelhormon zusammen Lockerung der Symphyse des

Beckens bei Schwangerschaft zu besserem Durchtritt der Neugeborenen bewirkt, aber auch bei der Regulation der Uterus-
kontraktion von Bedeutung zu sein scheint.

IX. Beziehungen zwischen Keimdrüse und Hypophyse

Die Hormone des Eierstocks Oestradiol und Progesteron haben
nach dem Gesagten ihre Hauptaufgabe im Aufbau des Eileiters
und der sekundären Geschlechtscharaktere, wohl auf dem Wege
einer Förderung der Eiweißsynthesen und der Aktivierung einer
Reihe von Fermenten. Auf das Ovar selber wirken sie zwar auch,
indem sie sein Wachstum und vor allem die Reifung der Eier
fördern, dennoch wäre es falsch, die Keimdrüsen allzusehr in den
Mittelpunkt des innersekretorischen Geschehens zu setzen, werden
sie doch selbst beeinflußt und beherrscht von der geheimnisvollen
innersekretorischen Drüse, der Hypophyse, die am Zwischenhirnboden sitzt und die eigentlich ein innersekretorisches Zentrum,
eine übergeordnete Instanz für das Zusammenwirken der innersekretorischen Organe, darstellt. Wir wollen auf die Hypophyse
später noch eingehen, hier interessiert uns zunächst ihr Einfluß auf
Wachstum und Arbeit der Keimdrüsen. Da ist zu sagen, daß der
Vorderlappen der Hypophyse als Beherrscher, „als Motor der
Sexualfunktion“, angesprochen werden muß; wird er zerstört, so
bilden sich die Keimdrüsen zurück, wird ein Vorderlappen einem
jungen, unreifen Tiere eingepflanzt, so entwickeln sich Keimdrüse
und Geschlechtsapparat in überstürzter Weise. Wesentlich ist
dabei die Entwicklung der *Keimdrüse* durch die Hormone des
Hypophysenvorderlappens, denn die Beeinflussung des Geschlechtsapparates ist ja eine Funktion des Follikelhormons, also
nur eine mittelbare Folge der Hypophysenhormone. Der Unterschied zwischen der Wirkung der keimdrüsenwirksamen (gonadotropen) Hormone des Hypophysenvorderlappens und des Hormons der Keimdrüse selber ist damit der, daß die Hypophyse die
Keimdrüse, diese dann die übrigen Teile des Geschlechtsapparates anregt und beeinflußt; das Hypophysenhormon wird
also im Gegensatz zu der besprochenen Wirkung des Follikel-

hormons im *kastrierten Tier keinen Einfluß* ausüben können. Das Hypophysenhormon ist damit das *übergeordnete* Hormon, es bewirkt die *Reifung des Eierstocks* und setzt seine Hormonproduktion in Gang .Dabei lassen sich verschiedene Phasen der Hypophysenwirkung auseinanderhalten, die von verschiedenen Hypophysenhormonen, dem Follikelreifungshormon (FSH = Follikel stimulierendes Hormon), dem Luteinisierungshormon LH und dem LTH, dem luteotropen Hormon, beherrscht werden. Da das luteotrope Hormon bei den Säugetieren wesentlichen Einfluß auf die Milchdrüse ausübt, wird es auch lactotropes Hormon und Prolactin genannt.

Die erste Zeit ist die Zeit des FSH, die Vorbereitungsphase, in der der Eierstock heranwächst und die Follikel reifen. Doch ist auch in dieser Phase die Mitwirkung kleiner Mengen des LH, des Luteinisierungshormons der Hypophyse, notwendig, da das FSH allein die Bildung und Absonderung der oestrogenen Hormone nicht bewirken kann. Dazu bedarf es des LH, auch ISTH = Interstitialzellen – Zwischenzellen stimulierendes Hormon genannt, das die Zwischenzellen der Theca interna, der inneren Bindegewebsschicht – sie entsprechen den Leydigschen Zellen der männlichen Tiere – zur Bildung der oestrogenen Hormone (Oestradiol, Ostron) anregt. Diese oestrogenen Hormone aber haben Rückwirkung auf die Hypophyse in dem Sinne, daß größere Mengen ausgeschütteter Sexualhormone im Blut die FSH-Produktion hemmen, kleinere sie anregen. Diese Rückkoppelungswirkung („feed back") gilt praktisch für alle Wechselwirkungen zwischen der Hypophyse und ihren nachgeordneten innersekretorischen Drüsen. Fehlt z. B. die Keimdrüse durch Kastration, so scheidet die Hypophyse wesentlich mehr keimdrüsenwirksames Hormon aus als beim normalen Tier, freilich dann, ohne Wirkung zu erzielen.

Nach der ersten Periode, in der das FSH vorherrscht, folgt ein wellenförmiges Anwachsen der LH-Produktion, das zur völligen Reifung der Follikel und zur Ovulation führt; dabei kann der Zeitpunkt der Ovulation durch äußere Reize beeinflußt werden, so z. B. beim Kaninchen durch den Vorgang der Kopulation. Nach der Ovulation, die in den meisten Fällen automatisch bei einem bestimmten Hormonspiegel im Zyklus eintritt, setzt dann

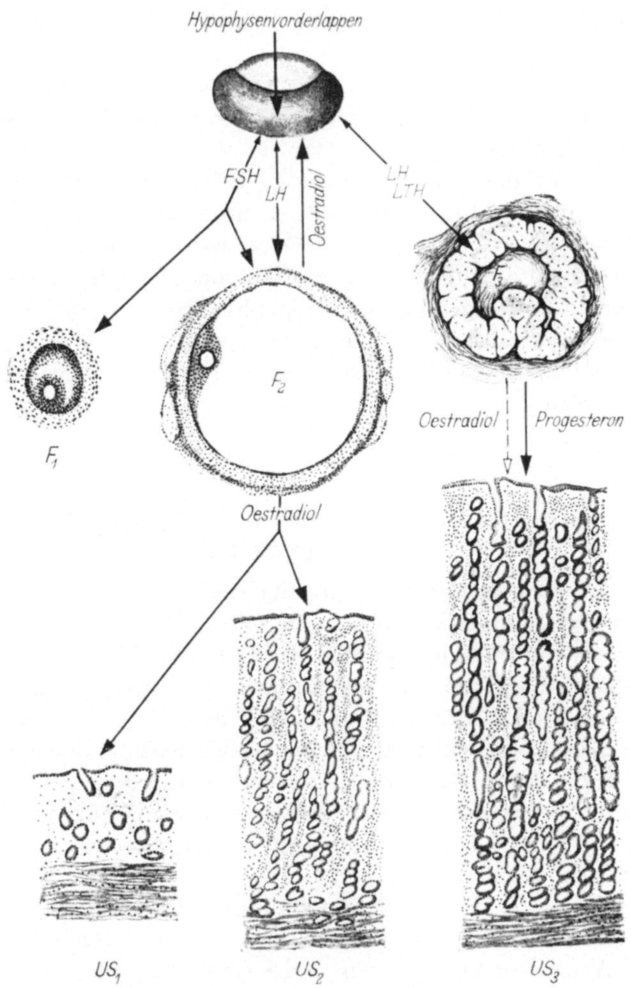

Abb. 26. Der Hypophysenvorderlappen scheidet zunächst das Follikelreifungs-hormon *FSH* aus, welches die Follikel zum Reifen bringt und die Follikelhor-monausschüttung anregt. F_1 Das Follikelhormon Oestradiol bewirkt dann den ersten Aufbau der Uterusschleimhaut. *(US₁)* F_2 Kurz vor dem Follikelsprung scheidet der Hypophysenvorderlappen infolge der Rückwirkung starker Oestradiolmengen größere Mengen Luteotropes Hormon *LH* aus, welches Follikelsprung und Gelbkörperbildung veranlaßt. *(US₂)* Das vom Gelbkörper gebildete Gelbkörperhormon Progesteron bewirkt dann die drüsige Umwand-lung der Uterusschleimhaut. *(US₃)* In der Schwangerschaft unterstützt das lactotrope Hormon *LTH* die Wirkung des Luteinisierunghormons *LH*. (Nach *Zondek* etwas verändert.)

eine Einwanderung der Zwischenzellen der Theca interna in den Restfollikel ein. Es erfolgt eine durch das LH eingeleitete Luteinisierung der Interstitial- sowie der Granulosazellen und damit die Bildung des Gelbkörpers, sowie die Produktion des Gelbkörperhormons Progesteron.

Während die Progesteronbildung beim unfruchtbaren Zyklus beschränkt bleibt, wird sie bei Befruchtung des Eis und beginnender Schwangerschaft verstärkt. Dabei wird die Wirkung des LH durch das dritte gonadotrope Hormon der Hypophyse, das LTH, ergänzt und fortgeführt. Die Hypophyse ist damit der Auslöser, das übergeordnete Organ, aber nur durch die Rückwirkung der Gonadenhormone kommt es zu den Geschlechtszyklen und ihren Rhythmen.

X. Rhythmus des Keimdrüsengeschehens
Schwangerschaft

Auch beim männlichen Säugetier sind die drei gonadotropen Hypophysenvorderlappenhormone FSH, LH und LTH gefunden worden, und für die Funktion des FSH und LH konnten auch ähnliche Aufgaben wie im weiblichen Körper nachgewiesen werden. FSH dürfte die Entwicklung des Keimepithels und der Spermatogenese einleiten, LH die völlige Reifung der Spermien durch die Aktivierung der Zwischenzellnester der Leydig-Zellen und deren Testosteronausscheidung erreichen. Dagegen ist bisher die Rolle des LTH, des Luteotropen Hormons im männlichen Geschlecht nicht geklärt.

Ist schon ohne Befruchtung und Keimbildung das Sexualgeschehen des weiblichen Geschlechts in dem rhythmischen Auf- und Abbau von Hypophysen- und Keimdrüsenhormonen ein viel komplizierteres als beim männlichen, wieviel verwickelter werden erst die hormonalen Geschehnisse, wenn der Vorgang der Eireifung und der Aufnahmebereitschaft des Eileiters zu dem von der Natur gewollten Endzweck der Befruchtung und Schwangerschaft führt! In dem Augenblick, in dem sich das befruchtete Ei in der Uterusschleimhaut einnistet, entwickelt sich der *Gelbkörper*, der sonst bald zurückgebildet wird, zu einer großen innersekretorischen Drüse (Abb. 25 b). Das ausgeschiedene Gelbkörperhormon beeinflußt die Uterusschleimhaut, die stärker mit Blutgefäßen versorgt wird, um im Verein mit den Hüllen des Embryos, die zottenartige Fortsätze entwickeln, ein eng verflochtenes, außerordentlich bluthaltiges Gebilde, die Plazenta oder den Mutterkuchen, entstehen zu lassen. In der Plazenta tritt der mütterliche Blutkreislauf mit dem Blutkreislauf des Embryos in die engste Berührung, so daß Nährstoffe und Sauerstoff des Mutterblutes in das Blut des Keims übertreten und ihn ernähren können, während umgekehrt der Embryo seine Stoffwechselschlacken in das Blut der Mutter abgeben kann. Darüber hinaus hat der wachsende Keim starke hormonale Bedeutung für den mütterlichen Körper. Es hat sich gezeigt, daß auch die Epithelzellen des embryonalen Teils der Plazenta (die Chorionzellen) reichliche Mengen von Oestrogenen und Gestagenen sowie von luteinisierendem Choriongonadotropin an das mütterliche Blut abgeben. Das Choriongonadotropin fördert die Ausbildung des Corpus luteum graviditatis und damit die starke Zunahme des Gelbkörperhormons. Dies gilt vor allem für die erste Zeit der Schwangerschaft. Nach dem 4. Monat wird der Gelbkörper rückgebildet, und die Chorionzellen liefern nun das weiterhin ausgeschiedene Progesteron selber. Die Ausscheidung dieser Hormonmengen wird zum Teil klar durch die besonderen Aufgaben, die sie während der Schwangerschaft zu erfüllen haben. Vor allem das Follikelhormon hat für die Vergrößerung des Uterus und das Stärkerwerden der Uterusmuskulatur, ferner für das Lockerwerden der Beckenfugen, der „Symphyse", zur Erleichterung der Geburt und für das Anwachsen der Milchdrüsen zu sorgen, während dem Progesteron die Aufgabe zufällt, einmal das Reifen weiterer Follikel und Eier zu verhindern, zum zweiten den Uterus gegen die wehenfördernde Wirkung des im Blut kreisenden Hypophysenhormons „Oxytocin" unempfindlich zu machen und dadurch in Ruhestellung zu erhalten. Kurz vor der Geburt nimmt der Progesterongehalt ab, der Uterus wird unter der stark vorherrschenden Follikelhormonwirkung empfindlich und aufnahmebereit für das wehenfördernde Hypophysenhormon, das die Geburt einleitet.

Bei der Lockerung der Symphyse und der Regelung der Uteruskontraktionen wird das Östradiol unterstützt durch ein erst kürzlich entdecktes drittes Ovarialhormon „*Relaxin*", das im Gegensatz zu den Steroidhormonen der Geschlechtsdrüsen ein Polypeptid mit einem Molekulargewicht von etwa 10000 darstellt und bei einer Reihe von Säugetieren nachgewiesen worden ist.

Die starke Vermehrung der Keimdrüsenhormone während der Schwangerschaft, wie sie beim Menschen und den höheren Affen, aber auch der Stute auftritt (polyhormonale Schwangerschaft polys gr. viel) ist nicht bei allen Säugetieren so deutlich, während bei den eierlegenden Wirbeltieren überhaupt das komplizierte Zusammenspiel der Hypophysen- und Ovarialhormone der Schwangerschaftsperiode entfällt.

So könnte bei ihnen das LTH, das Luteotropin, wegfallen, wenn es nicht noch andere Wirkungen hätte, oder das Zusammenspiel von FSH und LH könnte durch ein einziges gonadotropes Hormon ersetzt sein; da aber Injektionen von Säuger FSH. und LH-Extrakt bei Fröschen verschiedene Wirkung haben und Wirkungen auslösen, die denen bei Säugern entsprechen, indem LH die Leydig-Zellen des Hodens, FSH das Keimepithel der männlichen Frösche beeinflußt, dürfte zum mindesten von den Amphibien an das Vorhandensein zweier gonadotroper Hormone mit verschiedener Wirkung sehr wahrscheinlich sein. Bemerkenswert ist, daß bei Fischen LH-Extrakte von Säugetieren Ovulation auslösen, während dies FSH-Extrakte im allgemeinen nicht tun.

Versuche, durch Injektion von säugetiergonadotropen Hormonextrakten in niedere Vertebraten Ovulation oder Spermienausstoß zu erzielen, hat man vielfach gemacht, freilich zunächst nicht aus dem Grunde, etwas über den Sexualzyklus dieser Tiere zu erfahren, sondern um einen leicht und rasch durchzuführenden Schwangerschaftstest zu finden.

Da Schwangerenharn relativ viel gonadotrope Hormone (LH, Choriongonadotropin) enthält, versuchte man durch seine Injektion gut beobachtbare Reifungsreaktionen der Versuchstiere auszulösen. Der erste so gefundene aber langwierige Test, die Zondek-Aschheim-Reaktion beruht auf der induzierten Reifung des Sexualapparates infantiler Nager. Schnellere Antworten erhielt man bei Amphibien. So wird der südafrikanische Krallenfrosch *Xenopus* durch Schwangerenharn zur Ovulation und unsere

Frösche (meist *Rana temporaria*) zur Samenentleerung gebracht. Später hat man, und zwar jetzt zur Untersuchung des Sexualzyklus der Amphibien, diese Versuche verfeinert und gereinigte FSH- und LH-Hypophysenextrakte verwandt. Der Ovarialzyklus einer Kröte (*Bufo bufo*) zerfällt darnach in zwei Phasen, in die erste, in der die Primäroocyten sich wenig verändern und die offenbar autonom verläuft, und in eine zweite, in der die Dotterbildung einsetzt und eine größere Zahl von Follikeln anwachsen. Diese Phase ist bedingt und beherrscht durch die Hypophysenvorderlappenhormone FSH und vor allem durch das LH, das die Oestradiolsekretion in Gang setzt.

Die Hemmungswirkung des Progesterons auf das Reifen weiterer Follikel und Eier im Eierstock während der Schwangerschaft hat natürlich die Wirkung, eine weitere Befruchtung unmöglich zu machen. Das ist während dieser Zeit nötig, da alle Kraft des mütterlichen Körpers dem sich entwickelnden Keim zugute kommen muß und der Körper sich nicht gleichzeitig auf Keime verschiedenen Entwicklungsalters einstellen kann. Wenn aber, wie das gelegentlich vorkommt, ein Gelbkörper über die Schwangerschaft hinaus bestehen bleibt, so ist das betreffende Tier unfruchtbar. So kommt es bei Kühen gelegentlich durch Bestehen von Gelbkörperbildung im Eierstock zu zeitweiliger Unfruchtbarkeit, und der Tierarzt pflegt dann durch eine verhältnismäßig einfache Operation den Gelbkörper zu zerdrücken.

Bei den tiefgreifenden Umstellungen, die die Schwangerschaft mit sich führt, ist es verständlich, daß auch andere innersekretorische Drüsen in Mitleidenschaft gezogen werden. Verändert scheint die Tätigkeit der Schilddrüse, die mehr an Eiweiß gebundenes Thyroxin ins Blut schickt, und der Nebennierenrinde.

Aber auch die Epithelkörperchen scheinen über das gewöhnliche Maß hinaus dabei beansprucht zu werden. Die Nebenschilddrüse hat ja für den Kalkstoffwechsel zu sorgen. Während der Schwangerschaft aber müssen Kalk und Phosphor zur Knochenbildung des werdenden Keims in erhöhtem Maße zur Verfügung gestellt werden, und die Epithelkörperchen müssen jetzt stärker in Tätigkeit treten als sonst. Es ist verständlich, daß in der Schwangerschaft infolge des vermehrten Kalkbedürfnisses des Körpers mitunter Ausfallserscheinungen, wie Neigung zur

Tetanie oder Schwächung des Kalkgehalts von Knochen und Zähnen der Mutter, eintreten können. Man pflegt ja zu sagen, daß jedes Kind die Mutter einen Zahn kostet. Kalkreiche Nahrung oder Zusatz von Vitamin D, das ja neben der Nebenschilddrüse den Kalkstoffwechsel regelt, pflegt in den meisten Fällen vorbeugend und heilend zu wirken.

Milchabsonderung, Laktation

Auch die Entwicklung der Brust und die Bildung der Muttermilch ist eine Folgeerscheinung der während der Schwangerschaft in vermehrtem Maße ausgeschiedenen Hormone, die zur Ernährung des Kindes nach der Geburt vonnöten ist. Die Hauptaufbauarbeit leistet dabei das Follikelhormon, das von Eierstock und Plazenta geliefert wird, während später das Gelbkörper-

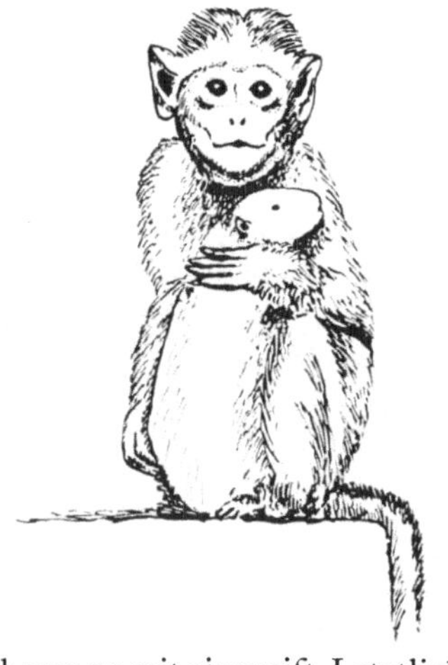

Abb. 27. Der mit Laktationshormon behandelte Rhesusaffe drückt, solange er unter der Einwirkung des Wirkstoffes steht, das Meerschweinchen zärtlich an sich. (Nach *Erhardt*)

hormon mit eingreift. Letztlich aber ermöglicht wieder ein Hormon der Hypophyse, das „Prolaktin" (LTH) das zuletzt in Tätigkeit tritt, die Bildung der Muttermilch. Bei Meerschweinchen, ja sogar bei kastrierten männlichen Kaninchen hat man durch das Prolaktin künstlich Milchbildung erzielen können, nachdem man die Tiere mit Follikel- und Gelbkörperhormon vorbehandelt hatte. Bei Tauben wirkt es auf den Kropf, der ein milchiges Sekret absondert, bei Hühnern auf die Brütigkeit und auch bei niederen Wirbeltieren kann es wesentliche Wirkungen ausüben (S. 100 u. 113).

Bei Säugetieren hat es einen deutlichen Einfluß auf das Triebleben, auf die Entwicklung der mütterlichen Instinkte (zur Pflege und zur Aufzucht der Jungen), die durch Prolaktin enthaltende Hypophysenvorderlappenextrakte wachgerufen werden können (Abb. 27). Für die Frau aber ist es klinisch wichtig, hat man doch durch das Prolaktin in Fällen mangelnder Muttermilchbildung eine wesentliche Steigerung der Milchabsonderung erreichen können.

Wechseljahre, Klimakterium

Es ist verständlich, daß der weibliche Körper, der in der Geschlechtsreife auf das rhythmische Zusammenspiel von Hypophysen- und Eierstockshormonen, das Auf und Ab der Ausscheidung der verschiedenen Hormone mit seinen Folgen des Auf- und Abbaues der Eifollikel und der Uteruswand sich hat einstellen müssen, beim Nachlassen der Geschlechtstätigkeit in den Wechseljahren in viel stärkerem Maße Ausfallserscheinungen und Störungen erkennen läßt als der Mann, bei dem die Verhältnisse offenbar viel einfacher liegen und bei dem sich der Ausfall der Geschlechtshormone erst sehr viel später und dann in einem nur langsamen Abfall und Nachlassen der körperlichen und geistigen Kräfte zu erkennen gibt.

Das Aufhören des normalen Rhythmus ist eben bei der Frau ein so tiefgreifender Umschwung der hormonalen Sekretion und bedingt eine weitgehende Umstellung, so daß die wenigsten Frauen ganz ohne körperliche und geistige Störungen in dieser kritischen Zeit herumkommen. Meist zeigt sich erhöhte Reizbarkeit, Mangel an Konzentrationsfähigkeit, gedrückte Stimmungen und an körperlichen Erscheinungen Blutdruckschwankungen, die mit dem Gefühl von fliegender Hitze und Angstzuständen verbunden sein können und eine plötzliche Vermehrung des Blutdrucks der Haut und der Extremitäten darstellen, während die inneren Organe und das Gehirn blutleer werden können u. dgl. m. Solche Wallungen und Blutdrucksschwankungen stellen meist Störungen der Gefäßnerven dar, welche durch Zusammenziehen der inneren Gefäße das Blut nach außen drängen. Bedingt sind diese Vorgänge natürlich durch Störungen des Hormongleichgewichts beim Nachlassen der Eierstocktätigkeit. Die Periode wird unregelmäßig, um zuletzt aufzuhören. Hormonal scheinen verschiedene Stadien des Klimakteriums zu bestehen, ein erstes, das durch Vermehrung des Follikelhormons gekennzeichnet ist, dem dann als weiteres ein plötzliches Versiegen der Follikelhormonausschüttung folgt, womit meist eine Rückbildung der Eierstöcke und der Eileiter, kurz des Geschlechtsapparates verbunden ist. Interessant ist es, daß dann nach Aufhören der Ausschüttung der Follikelhormone, ähnlich wie bei der Kastration, die Hypophyse in vermehrtem Maße ihr FSH auszuscheiden beginnt. Frauen in solchem Alter zeigen leicht Erscheinungen, wie sie bei Kastration sich finden. Sie werden oft in ihrem Äußerem männlicher, sie erhalten gröbere Form; Barthaare, wachsende Neigung zum Dickerwerden stellen sich ein. Alles Erscheinungen, die auch bei der Kastration in jugendlichem Alter zu beobachten waren; und das ist leicht verständlich, Ausfall der Geschlechtshormone stellt hier eben einen natürlichen, aber der künstlichen Kastration vergleichbaren Vorgang vor, der freilich in dem älteren Organismus nicht zu den Ausmaßen der Vermännlichung und der Rückbildung der seelischen und körperlichen weiblichen Geschlechtsmerkmale führt wie bei der Herausnahme der Keimdrüsen im jugendlichen Körper. Auch ist günstig, daß die meisten Beschwerden sich durch Östrogengaben beheben lassen.

Körperliche und seelische Beinflussung

Der Körper der Frau ist damit in außerordentlich komplizierter Weise auf das Wechselspiel der Geschlechtshormone eingestellt. Schon in der *Jugendzeit* werden Follikel zur Reife gebracht, deren Eier aber nicht austreten; offenbar ist dies ein Vorgang, der nur dazu dient, dem Kinde Follikelhormon in geringem Maße zur Verfügung zu stellen. Mit der *Pubertät* tritt zum erstenmal Follikelsprung ein, und das reifende Ei kann damit zum erstenmal in den Eileiter und Uterus übertreten, der zu seinem Empfang durch die Eierstockshormone aufgebaut und vorbereitet ist. Damit ist der weibliche Körper zur Fortpflanzung bereit. Kommt es zur Befruchtung, so setzt die Schwangerschaft ein, mit ihr Gelbkörperreifung und Plazentabildung; wird das Ei nicht befruchtet, so bleibt die Gelbkörperbildung und Progesteronwirkung auf den Uterus gering (s. Abb. 25); die durch das Follikel- und das Gelbkörperhormon aufgebaute Schleimhaut wird nach einiger

Zeit ausgestoßen, wobei es zu Blutungen aus den geplatzten Schleimhautgefäßen kommt (Menstruation). Der ganze Körper steht von der Pubertät an mehr oder minder unter dem Einfluß der Geschlechtshormone. Die sekundären Geschlechtsmerkmale entwickeln sich, und mit der körperlichen setzt die seelische Entwicklung und Umstimmung ein. Wie groß diese Wirkungen sind, zeigen die Folgen einer krankhaften Störung durch operative Herausnahme der Eierstöcke. Tritt die Kastration in früher Jugend ein, so kommt es zu einem geschlechtsneutralen Wesen, später sind die körperlichen Wirkungen geringer, aber oft zeigen sich weitgehende seelische Veränderungen. Egoismus, Reizbarkeit, Unzufriedenheit sind die Folgen der Störung des Hormongleichgewichts.

Die Wirkungen der Geschlechtshormone auf den Mann sind an sich nicht geringer, wenn wir auch hier nicht ein so verwickeltes hormonales Geschehen kennen. Die Keimdrüsen bringen bei ihrer Reife die Erscheinungen der Pubertät, die körperliche und seelische Umstimmung des Knaben zum Jüngling und Mann mit sich; Kastration aber bedingt die Entwicklung zum Eunuchen, die körperlichen und seelischen Veränderungen werden um so weitgehender, je früher der Ausfall der Keimdrüsen einsetzt. Vorzeitiges Versagen führt zu vorzeitiger Altersschwäche, da das männliche Keimdrüsenhormon Testosteron die Muskelkraft erhöht, gleichzeitig aber auch, wie schon aus den Experimenten *Bertholds* (1849) hervorgeht, die Aggressivität erhöht, während der natürliche Ausfall der Geschlechtshormone erst im späteren Alter einsetzt, womit wohl stets eine Abnahme der allgemeinen Leistungen verbunden ist.

Man kann damit die Keimdrüsenhormone als die Hormone bezeichnen, welche die Phasen des menschlichen Lebens überwachen und für die körperliche und seelische Entwicklung von größter Bedeutung sind.

Klinische Anwendung

Es ist daher verständlich und hier nicht näher auszuführen, daß bei Störungen der Keimdrüsenentwicklung oder bei Störung des hormonalen Geschehens der Geschlechtshormone überhaupt die

Ärzte in den neuerdings hergestellten Hormonpräparaten wichtige Hilfsmittel in die Hand bekommen haben, helfend einzugreifen. So kann z. B. das Oestradiol gegen Beschwerden der Wechseljahre, gegen Menstruationsstörungen, Entwicklungsstörungen oder nervöse Beschwerden, Progesteron zur Bekämpfung einer gewissen Neigung zu Fehlgeburten oder Menstruationsstörungen, Unfruchtbarkeit oder andrerseits der Empfängnisverhütung (Pille), Testosteron gegen Alterserscheinungen oder vorzeitige Schwäche zur Anwendung kommen. Es ist zu hoffen, daß in der Zukunft hier noch manche Heilerfolge, die auf der Erkenntnis der Hormonforschung beruhen, zu erwarten sind und daß durch eine abgestimmte Hormonbehandlung viele Schäden behoben werden können, die bis jetzt noch nicht zur Heilung gelangen konnten.

XI. Hypophyse

Wir haben die Hypophyse oder Hirnanhangsdrüse mit Absicht an den Schluß der klassischen innersekretorischen Drüsen gestellt, einmal, weil ihre hormonalen Leistungen so mannigfaltig sind, zum anderen, da sie eine besondere Rolle spielt, wie sie keiner anderen eigen ist.

Die Hypophyse kommt schon bei den niedersten Fischen vor, ja man findet ein als Vorläufer gedeutetes Gebilde schon bei den niedersten Verwandten der Wirbeltiere, den Manteltieren oder Tunikaten. Sie liegt am Boden des Zwischenhirns an einer Stelle, an der embryologisch das Gehirnbläschen im „Hypophysenfeld" das Mundhöhlenepithel berührt, und zerfällt in zwei herkunftsgemäß verschiedene Anteile. Der eine Teil, der dem Epithel der Mundbucht angehört, entwickelt sich zum drüsigen Vorder- und Zwischenlappen, der *Adenohypophyse* (aden gr. Drüse). Der andere Teil, der aus dem Hirnbläschen entsteht, behält stets den Charakter seiner Herkunft aus dem Gehirn bei, er wird zum „Hirnteil" der Hypophyse, zur „*Neurohypophyse*" oder zum Hinterlappen, der durch den Hypophysenstiel in den Zwischenhirnboden, den Hypothalamus, übergeht. Von diesen beiden Anteilen der Hypophyse besitzt der vorderste, der distale Teil der Adenohypophyse bzw. der Hypophysenvorderlappen mit Ausnahme der Teleosteer merkwürdiger Weise keine oder nur wenige direkte Nervenver-

bindungen mit dem Gehirn, wogegen der Zwischenlappen und
natürlich die Neurohypophyse vom Hypothalamus reichlich mit
Nerven versorgt werden. Dafür steht aber der Hypophysenvorder-
lappen direkt durch ein arterielles „Pfortadersystem" mit dem
Hypothalamus in Verbindung, während Zwischenlappen und
Neurohypophyse an das allgemeine Körperblutkreislaufsystem

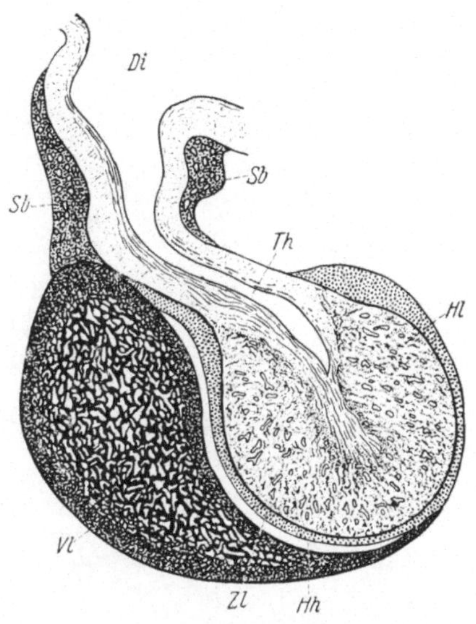

Abb. 28. Hypophyse einer Katze. *Di* Zwischenhirn Hypothalamus, *Vl* Vorderlappen; *Zl* Zwischenlappen Adenohypophyse, *Hl* Hinterlappen der Hypophyse;
Th Hypophysenstiel; *Sb* Trichterlappen; *Hh* Hypophysenhöhle (Nach *Kühn*)

angeschlossen sind. Hieraus dürfte schon rein anatomisch ein
Hinweis auf eine hormonale, nicht – wie sonst allgemein – auf
eine nervale Kontrolle des Gehirns über den Hypophysenvorderlappen gegeben sein.

Dieses Hypothalamo – adenophysäre arterielle *Portalsystem* ist
nicht auf die Tetrapoden beschränkt, wie man eine Zeitlang
glaubte, sondern kommt schon in etwas andere Ausbildung bei
Knorpel- und primitiven Knochenfischen, sowie andeutungsweise
bei Cyclostomen vor, zu fehlen scheint es aber den Teleosteern,
bei denen dafür der Hypophysenvorderlappen vom Hypothalamus
aus innerviert wird.

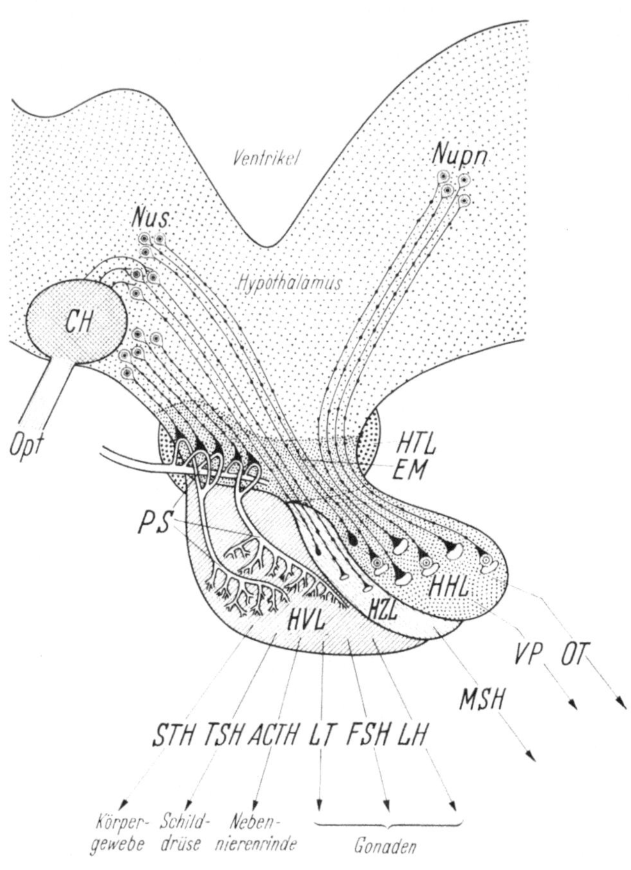

Abb. 29. Hypophysen-Zwischenhirnsystem. Sinnesreize kommen vom Auge durch den Opticusnerven (*Opt*) ins Zwischenhirn (*Hypothalamus*) und werden dort von Nervenzellen übernommen, die den Impuls neurohormonal, teils direkt, teils indirekt (*HVL*) in die Hypophyse weiterleiten. Die Neurosekrettropfen treten direkt in den Hypophysenhinterlappen (*HHL*) und den Zwischenlappen (*HZL*) ein. Im Hinterlappen stellen sie selber die Hinterlappenhormone dar, im Zwischenlappen hemmen sie die ungezügelte Absonderung des Melanopphorenstimulierenden Hormons (*MSH*.) In den Vorderlappen (*HVL*) kommen die Sekrete indirekt. Sie werden zunächst in ein arterielles Blutportalsystem (*PS*) aufgenommen und treten dann erst als Auslösefaktoren "releasing factors" zur Ausschüttung der Vorderlappenhormone in den Hypophysenvorderlappen ein. (*CH*)-Chiasma opticum-Kreuzung der Opticusfasern. *Nus, Nupn*-Nucleus supra opticus, Nucleus paraventricularis, Gangliennester „Kerne", die ihr Sekret zu Zwischen- und Hinterlappen ableiten (s.a.Abb.32). *EM* Eminentia mediana-basaler Teil der Neurohypophyse. *HTL* Hypophysentrichterlappen. *VP* Vasopressin. *OT* Oxytocin.

Immerhin ist durch die andre Ausbildung des Portalsystems, die zudem stark schwankt, der geringe Erfolg der Hypophysenentfernung auf die Keimdrüsenentwicklung bei den Cyclostomen und Selachiern bedingt; d. h. daß die Hypophyse bei diesen Tieren in ihrer Funktion der Ausschüttung der gonadotropen Hormone viel selbständiger ist und weniger von den Impulsen des Gehirns abhängt. In allen anderen Fällen, auch bei der schonendsten Abtrennung der Hypophyse von ihren Verbindungen zum Gehirn, ist dagegen ein Versagen der Ausschüttung der gonadotropen Hormone bis auf ein Mindestmaß zu beobachten; d. h. aber, daß die Hypophyse als Regler der Bildung und Sekretion der Hormone der untergeordneten Drüse, wie bei den Keimdrüsen geschildert, nicht selbständig arbeitet, sondern ihrerseits von den Anregungen des Gehirns als oberster Instanz abhängig ist. Da direkte Nervenverbindungen vom Hypothalamus zum Hypophysenvorderlappen fehlen, kann die Natur der vom Gehirn abgegebenen Direktiven nur humoraler Art sein. Sie müssen als Reizstoffe auf dem Blutweg zur Adenohypophyse geschickt werden. Daß diese Annahme der Verfrachtung als Wirkstoffe durch den Portalkreislauf: Zwischenhirn – Adenohypophyse richtig ist, läßt sich dadurch nachweisen, daß bei Unterbrechung des Portalkreislaufs die Abgabe der gonadotropen Hypophysenhormone gestört und im Augenblick der Wiedereröffnung durch Heilungsprozesse aber wieder in Gang gesetzt wird. Die dabei wirkenden Reizstoffe aber werden, wie sich experimentell durch Ausschaltung oder elektrische Reizung nachweisen läßt, sowohl für die gonadotropen wie für die anderen glandotropen Hormone des Hypophysenvorderlappens in bestimmten Zellkernnestern des Zwischenhirns erzeugt und als *„Pituitropine"* jeweils spezifisch für die einzelnen Hypophysenhormone an den Nervenenden ausgeschieden und durch den Portalkreislauf an die Adenohypophyse verfrachtet.

Diese Pituitropine hat man vielfach, ihrer chemischen Natur nach, den Hinterlappenhormonen (S. 109) nahe gestellt. Sie dürften einfacher Natur sein[1], und man hat sie deshalb, ohne sich über ihre Natur als hormonale Wirkstoffe näher auszulassen, als Auslöse – „Releasing" Faktoren – zusammengefaßt, könnte

____

[1] Das Thyreotropin-releasing Hormon ist inzwischen als „Tripeptid" erkannt worden.

sie aber ihrer Wirksamkeit halber auch ruhig als Hormone betrachten. Es ergibt sich damit für die Beurteilung der Regelung des innersekretorischen Systems die Beziehung: übergeordnete Gehirnzentren – Hypothalamus – Hypophyse – innersekretorische Drüsen, wobei sowohl die Hypophyse wie der Hypothalamus durch den Hormonspiegel im Blut rückgesteuert wird (feed back). Das heißt aber, daß nicht die Hypophyse, trotz ihrer bevorrechteten Stellung, sondern der Hypothalamus die zentrale Schaltstelle des hormonalen Geschehens darstellt.

Während die Pituitropine, wie die noch zu besprechenden Hypophysenhinterlappenhormone relativ einfache Substanzen darstellen, sind die Hormone des Hypophysenvorderlappens hochmolekulare Eiweißstoffe, deren Struktur im allgemeinen weitgehend aufgeklärt, aber noch nicht in allen Fällen analysiert werden konnten, wenn man auch über einige gut Bescheid weiß. So ist von den gonadotropen Hormonen das laktotrope (LT) Hormon ein reines Eiweißhormon mit dem relativ niederen Molekulargewicht von 25 000, während FSH und LH Glycoproteide sind, die also aus Zucker und Aminosäuren aufgebaut sind mit einem Molekulargewicht von etwa 30 000. Weitgehend aufgeklärt ist die Struktur des rindenwirksamen Hormons ACTH, das aus einer Kette von 39 Aminosäuren besteht, sowie das hochmolekulare Wachstumshormon STH, dessen künstlicher Aufbau aus 188 Aminosäuren kürzlich gemeldet wurde, und das komplizierteste bis heute synthetisch dargestellte Hormon ist.

Mißlich bei diesen hochmolekularen Eiweißhormonen ist aber, daß die Reihenfolge und Zusammensetzung der Aminosäuresequenz von Art zu Art etwas wechseln kann. So hat man z. B. zwei Arten vom *Luteotropen* LH beim Schwein und Schaf isoliert, die α- und β-LH, die immerhin etwas verschiedene Stoffe darstellen. Damit ist verknüpft, daß solche Hormone nicht immer allgemein verwendbar sind, sondern mitunter nur auf die eigne oder nahe verwandte Art einwirken. Sie sind dann mehr oder minder artspezifisch, oder die Eiweißnatur der aus tierischer Hypophyse isolierten Hormone kann beim Menschen Abwehrreaktionen und Allergien hervorrufen. Eine synthetische Darstellung solcher Hormone wie dies jetzt beim STH (S. 101) gelungen ist (*Hao Li*), ist daher klinisch von größter Bedeutung.

98

Man unterscheidet heute im allgemeinen 6 Hypophysenvorderlappenhormone: einmal die drei gonadotropen Follikelreifungs-
hormone FSH, Luteinisierendes Hormon LH und lactotropes
Hormon LTH, dann das schilddrüsenwirksame thyreotrope
TSH, das nebennierenrindenwirksame Adrenocorticotrope ACTH
und das somatotrope Wachstumshormon STH.

Da diese 6 verschiedenen Hormone offenbar in verschiedenen
Zellen der Adenohypophyse gebildet werden, hat man durch
Licht- und Elektronenmikroskopie, durch Färbe- und histo-
chemische Methoden, sowie durch Entfernung der untergeordneten innersekretorischen Drüsen, Isolation u. a. versucht,
verschiedene Zelltypen zu unterscheiden und ihre Beziehung zu
den einzelnen Hypophysenhormonen zu erkennen. Auf diese Weise
hat man bisher 5 Zelltypen ermittelt: 3, die mit basischen und 2, die
mit sauren Farbstoffen sich anfärben, die man daher als basophile
und acidophile Zellen bezeichnet, und man hat auch mit mehr oder
minder großer Sicherheit die Sekretion der verschiedenen Hypophysenhormone den einzelnen Zelltypen zuschreiben können.
Besonders eindeutig scheint dies beim thyreotropen Hormon TSH
zu sein, das dem basophilen Typ 1 (Zellen mit Vakuolen, starker
Cyanophilie, unfärbbar mit Orange G) zugeschrieben wird. Im
übrigen hat man mit einiger Wahrscheinlichkeit das FSH und LH
dem Typ 2 der basophilen, STH und LTH 2 Typen der acidophilen
Zellen zugeordnet.

Die Verteilung der histologisch erkannten 5 Zelltypen schwankt
bei den verschiedenen Klassen und Ordnungen der Wirbeltiere,
dabei weichen besonders die *Knochenfische* von dem einheitlicheren
Typ der Tetrapoden ab und deuten so auf ihre abweichende
phylogenetische Entwicklung, während die *Lungenfische* in ihrer
Hypophysenstruktur den Amphibien ähneln. Verschiedene Zelltypen in der Adenohypophyse lassen sich schon bei *Cyclostomen*
nachweisen, so daß eine grundsätzliche Übereinstimmung in
Aufbau und Funktion der Hypophyse aller Wirbeltiere angenom-
men werden kann.

Die beiden anderen Teile der Adenohypophyse, die pars
tuberalis und die pars intermedia, sind hier nur kurz zu erwähnen,
da im Zwischenlappen nur ein Hormon – soweit bekannt – das
melanophorenstimulierende MSH erzeugt wird, während von der

Bedeutung des Trichterlappens, der pars tubularis, bisher kaum etwas bekannt ist. Beide Teile sind wesentlich einfacher zusammengesetzt als der Hypophysenvorderlappen und zeigen hauptsächlich nur einen Zelltyp, sind dagegen stärker mit Nerven versorgt.

Im Gegensatz zur Adenohypophyse besteht die *Neurohypophyse* ihrer Herkunft aus dem Zwischenhirnboden gemäß im wesentlichen aus einer Masse spindelförmiger, verzweigter Zellen, die den Stützzellen des Nervensystems ähneln, sowie aus zahlreichen Nervenfasern.

Von den 6 Vorderlappenhormonen habe ich bisher nur die gonadotropen Hormone FSH, LH und LTH kurz behandelt. Es bleibt noch übrig, über die restlichen TSH, ACTH und STH zu berichten, sowie noch etwas über die Bedeutung des lactotropen Hormons bei den Wirbeltieren nachzutragen.

Lactationshormon LTH

Das lactotrope Hormon oder *Prolactin* ist das einzige Hormon, das durch die Pituitropine des Hypothalamus in seinem Ausstoß gehemmt und nicht wie die anderen zur Hormonabgabe gereizt wird. Es ist auch insofern ein Ausnahmehormon, als es bei den verschiedenen Klassen und Ordnungen der Wirbeltiere recht verschiedene Wirkungen auslöst, die freilich alle sich auf die Regulation des Sexualzyklus oder auf die Versorgung der Nachkommen beziehen, die aber doch im einzelnen sehr verschieden sind, während sonst im allgemeinen die Hormonwirkungen innerhalb der Vertebratenreihe durchaus vergleichbar sind. Das liegt offenbar daran, daß auf das LTH ganz verschiedene Endorgane ansprechen können. Ich hatte schon erwähnt, daß es bei den Säugetieren auf die Progesteronausschüttung, sowie auf die Milchsekretion, bei Tauben auf die Kropfmilch, bei Hühnern auf die Brütigkeit einwirkt. LTH wirkt weiterhin durch Regulation des Natriumgehaltes osmoregulatorisch bei Süß und Seewasserfischen, bei Labyrinthfischen auf Nestbau und Schaumproduktion, sowie bei Amphibien auf den Trieb, zur Laichzeit Wasser aufzusuchen. So hat man bei Landformen bestimmter Molcharten (*Diemyctilus*) die Hypophyse entfernt und dann durch Injektion gereinigter LTH-Extrakte innerhalb 8–10 Tagen diese Tiere zum Wasseraufsuchen gebracht.

Wachstumshormon
oder somatotropes Hormon STH

Das Wachstumshormon ist ein Eiweißhormon von weitgehender Artspezifität und daher schwankender Zusammensetzung bei den verschiedenen Wirbeltierklassen, Ordnungen und sogar Arten. So ist das Rinder-STH bedeutend komplizierter als das Menschen- und Primatenhormon und beim Mensch kaum wirksam. Umgekehrt ist das Primaten-STH im allgemeinen nur bei Primaten, selten bei anderen Säugetieren (z. B. Ratte) von Wirkung. Dabei zeigt sich eine größere Spezifität der Hypophysenvorderlappenhormone bei den höher differenzierten Wirbeltieren gegenüber den primitiveren. So sind mehrfach Säugerhormonextrakte bei Fischen wirksam, während umgekehrt Fischhormonextrakt bei Säugern keine Wirkung ausüben. Doch gilt dies nicht immer, so fördern z. B. Frosch STH-Extrakte das Wachstum der hypophysektomierten Ratte.

Nun gehört der Mensch zu den Lebewesen, die mehr oder weniger auf das artspezifische STH angewiesen sind. Es können daher bei Zwergwuchs nur bei Anwendung arteigner Hypophysenextrakte und nur im Falle des hypophysären Zwergwuchses Erfolge erwartet werden.

Da arteigne Hypophysen STH-Extrakte nur in sehr begrenzter Menge zur Verfügung standen, sind bisher Versuche, „den Menschen um eine Elle" an Größe zunehmen zu lassen, bis auf wenige Fälle erheblichen Wachstums beschränkt geblieben. Hier dürfte die Tatsache, daß es *Li* (1970) gelungen ist, STH aus seinen Bausteinen, 20 verschiedenen Aminosäuren, künstlich darzustellen, von großer klinischer Bedeutung sein. Doch ist zu bedenken, daß Zwergwuchs nicht nur durch STH-Mangel verursacht wird, und daß nur in diesem Falle eine Hormonbehandlung von Erfolg ist. Das Wachstumshormon wird offenbar in acidophilen (eosinophilen) Zellen des Vorderlappens gebildet. So hat man Zwergmäuse, denen die eosinophilen Zellen fehlen, durch STH zu normalem Wachstum gebracht. Wenn auch das Wachstum eines Tieres oder des Menschen nicht nur vom Wachstumshormon abhängt, sondern ein außerordentlich komplizierter Vorgang ist, an dem eine ganze Reihe von Ursachen teilhaben, so dürfte dem STH doch dabei die wesentlichste Rolle zufallen. Es wirkt im Gegensatz zu den meisten Vorderlappenhormonen nicht durch Beeinflussung einer untergeordneten innersekretorischen Drüse, sondern direkt an den Körperzellen, vor allem den Epiphysenzellen der Knochen (knorpelige Zonen der Knochenenden) (Abb. 30). Fehlt es, so entsteht ein ausgeprägter, aber

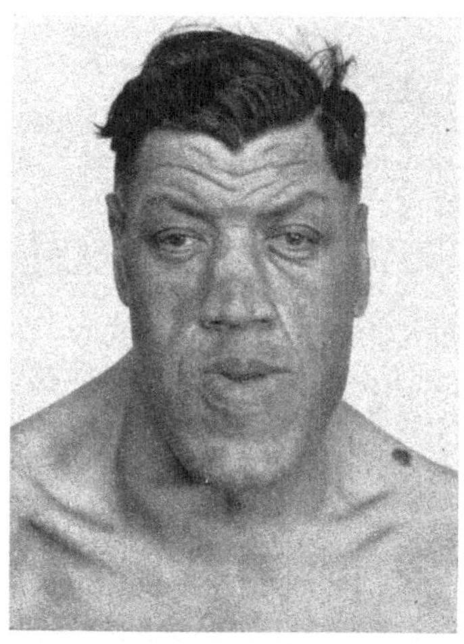

Abb. 30. Akromegalie. (Nach *Hoff*)

proportionierter (ein sogenannter hypophysärer) Zwergwuchs. Ist es im Übermaß vorhanden, so entstehen Riesen. Tritt aber eine Überfunktion beim Erwachsenen auf, so entsteht eine eigenartige Krankheit, der sog. Spitzenwuchs oder die Akromegalie (akros gr. spitz, megas groß); die Knochenenden besonders der Finger, Zehen, von Nase und Kinn vergrößern sich, das Gesicht wird breit und grob, der ganze Gesichtsausdruck blöde und plump, das Wachstum wird unproportioniert, da jetzt im wesentlichen nur noch die verknorpelten Epiphysenfugen der Knochenenden auf das Hormon ansprechen können. Dabei beeinflußt es den Eiweißstoffwechsel und fördert den Eiweißaufbau. Zugleich hemmt es die Fettsynthese, indem es die Oxydation der Fettsäuren verhindert. Angeregt wird es im Körper offenbar durch einen niedrigen Blutzuckerspiegel und wird durch einen hohen gehemmt. Auch körperliche Anstrengungen sollen seine Sekretion fördern, es soll ferner die Zuckerverbrennung hemmen und dadurch gelegentlich diabetogen wirken.

Antagonistisch im Wachstum scheinen die Gonadenhormone zu sein. Darauf dürfte es beruhen, daß das Körperwachstum nach Eintritt der Geschlechtsreife im allgemeinen aufhört oder daß

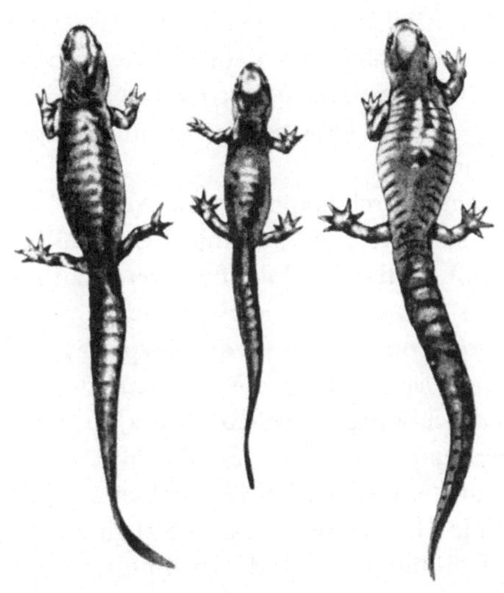

Abb. 31. Wirkung der Hypophysenvorderlappenfütterung auf das Wachstum der Axolotl: links und rechts, in der Mitte Kontrolltier. (Nach *Uhlenhuth*)

Kastration vielfach den sogenannten „eunuchoiden" Hochwuchs erzeugt.

Bei Kaltblütern, die weniger artspezifische Reaktion zeigen, ist die Wirkung des STH vielfach nachgewiesen worden. So hat man beim amerikanischen, Molch dem Axolotl, Riesenwuchs erzeugen können, ebenso wie dies bei der wenig artspezifisch reagierenden Ratte gelang, die bis zur doppelten Körpergröße gebracht werden konnte. Die Wirkung des Wachstumshormons setzt schon sehr früh im jugendlichen Organismus ein. Sie ist bei Kaulquappen als erste Wirkung überhaupt, die von der Hypophyse ausgeht, nachgewiesen worden.

Schilddrüsenwirksames Hormon TSH

Eine der best bekannten Beziehungen zwischen Hypophysenvorderlappen und einer anderen innersekretorischen Drüse ist die
zur Schilddrüse, da diese in ihrem geweblichem Aufbau außerordentlich deutlich auf das übergeordnete Hormon der Hypophyse
anspricht. Auch ist schon lange bekannt, daß Wegnahme der
Hypophyse eine Rückbildung der Schilddrüse bedingt.

Bei Kaulquappen unterbleibt dann die Metamorphose, die durch
TSH-Extrakte der Hypophyse wieder in Gang gebracht werden
kann, bei Säugetieren bleibt nur eine sehr geringe Schilddrüsen-
ausscheidung übrig.

Umgekehrt wird durch Hypophysenhormonwirkung die Schilddrüse größer, schwerer, stärker mit Blut erfüllt. Das Follikel-
epithel wird höher, das Kolloid flüssiger, Randvakuolen treten
auf, offenbar als Anzeichen einer beginnenden Ausschüttung ins
Blut. Das thyreotrope Hormon der Hypophyse ist ein Glyco-
proteid mit dem relativ geringen Molekulargewicht von cc 10000.
Es aktiviert das Schilddrüsengewebe direkt, auch noch in Gewebekultur und scheint neben der Schilddrüsenbeeinflussung auch
noch für die Entstehung der bei Hyperthyreose (Basedow) häufig
zu beobachtende Glotzaugen verantwortlich zu sein. Es bewirkt
sowohl eine Erhöhung der Jodaufnahme und Speicherung wie
die Förderung der Schilddrüsenhormonsynthese durch Beeinflussung fermentativer Reaktionen zum Eiweißaufbau.

Auch der schon erwähnte Rückkoppelungsmechanismus ist bei
der Beziehung Hypophyse – Schilddrüse besonders deutlich, so
daß nach Schilddrüsenentfernung die Menge des thyreotropen
Hormons wesentlich erhöht wird. Selbst ist das TSH natürlich
wieder vom Hypothalamus, vom „TSHRF", dem „Thyreotropen
Hormonauslösefaktor" abhängig, wie alle anderen Hypophysenvorderlappenhormone, die jeweils auf das ihnen entsprechende
Hypothalamushormon ansprechen. Eine Hemmungswirkung für
das schilddrüsenwirksame Hormon der Hypophyse scheint von
den Geschlechtsdrüsen auszugehen; dies macht es erklärlich, daß
z. B. in den Wechseljahren beim Aufhören der Eierstockstätigkeit
öfters Zeichen der übernormalen Arbeit der Schilddrüse zu
erkennen sind. Dieser Zusammenhang scheint auch für die

104

komplizierte Frage des Vogelzugs und seiner hormonalen Er-
weckung von Bedeutung zu sein. Kann man doch den Zugtrieb
der Vögel unter Umständen durch Einspritzen von Geschlechtshormonen erwecken, zu anderen Zeiten wirkt sich aber das gleiche
Geschlechtshormon umgekehrt in einer Abschwächung des Zug-
triebs aus. Es handelt sich bei dem Trieb der Vögel zur Zugzeit
wohl zweifellos um eine hormonal verursachte Erscheinung, bei
der das Thyroxin und damit auch das TSH der Hypophyse eine
Rolle spielt. Charakteristisch erscheint zur Zeit der Zugstimmung
der Vögel eine stärkere Betonung des Kohlehydratstoffwechsels
und eine stärkere Ausschüttung von Thyroxin und Insulin.

Rindenwirksames = Adrenocorticotropes Hormon ACTH

ACTH wurde zuerst als Protein mit dem Molekulargewicht
20000 isoliert, doch ergab sich, daß bei vorsichtigem Abbau
(durch Einlagerung von Wasser) ein Polypeptid (von 4600 Molek.
Gew.) mit voller Hormonwirksamkeit gewonnen werden konnte.
Es ist ein Eiweißhormon mit 39 Aminosäuren, deren Sequenz
voll geklärt worden ist. Ja man konnte sogar weitere Aminosäuren
ohne Wirkungsverlust abspalten, und es zeigte sich, daß die
Hormonwirkung von einer Grundkette von 24 Aminosäuren
abhängt, während weitere 11–15 Aminosäuren weniger von
Bedeutung sind.

Auch beim ACTH gibt es wie beim somatotropen Hormon STH
Verschiedenheiten in der Zusammensetzung der Aminosäuren-
kette, doch beschränken sich diese auf ihre unwesentlichen Teile,
so daß das ACTH im Gegensatz zum STH keine Artspezifität
aufweist, auch wenn z. B. Schaf-ACTH mehr Serin, Schweine-
Hormon mehr Leucin enthält.

ACTH regelt die Funktion der Nebennierenrinde wie das
thyreotrope Hormon die der Schilddrüse. Es vergrößert die
Nebenrinde, besonders im inneren Teil, dem Sitz der Glucocorticoide wie auch bei Hypophysenentfernung dieser Teile
besonders atrophiert, dagegen bleibt der äußere Teil der Rinde,
die „Zona glomerulosa", die Stätte der Mineralocorticoide, bei
solchen Versuchen weitgehend unverändert.

Entsprechend zeigt sich, daß ACTH vor allem Einfluß auf die
Ausschüttung und Bildung der Glucocorticoide Cortisol,

Corticosteron besitzt, während das Aldosteron, das wesentlichste Mineralocorticoid (mit gewisser Glucosteroidwirkung) nur wenig von dem corticotropen Hormon der Hypophyse abhängig ist. Es bleibt daher bei Hypophysektomie die Aldosteronwirkung auf den Salzstoffwechsel im wesentlichen erhalten, während die Glucocorticoidsekretion gestört ist. Freilich ist bei dieser unabhängigen Basalaldosteron-Ausschüttung keine Anpassung an außergewöhnliche Anforderungen mehr vorhanden, d. h. also „Streßreaktionen" auf seelische und emotionelle Einwirkungen werden nicht mehr möglich, während Injektionen von Adrenalin oder Histamin weiterhin beantwortet wird.

Zwischenlappen

Der hintere Teil der Adenohypophyse, die Pars intermedia bzw. der Hypophysenzwischenlappen ist nicht bei allen Wirbeltieren deutlich entwickelt und tritt auch in seiner Funktion gegenüber der Pars distalis stark zurück, da von ihm bisher nur die Produktion eines einzigen Hormons, des „Melanophorenhormons" MSH, bekannt geworden ist, das bei kaltblütigen Wirbeltieren eine wesentliche Rolle beim Farbwechsel spielt, während eine evtl. Bedeutung bei den Warmblütern, abgesehen von einem gewissen Einfluß auf den Pigmenthaushalt noch nicht erwiesen ist.

Untersuchen wir die *Adenohypophyse* histologisch, so fällt auf, daß im Gegensatz zur Pars distalis der Zwischenlappen aus kolloiderfüllten Hohlräumen und epithelialen Zellen zusammengesetzt ist, die von Nervenfasern umsponnen sind, wobei man im Kolloid das MSH vermuten kann.

Auch experimentell verhält sich der Zwischenlappen anders als der Vorderlappen. Nach Entfernung der Hypophyse und Wiedereinpflanzung unter dem Boden des Zwischenhirns wird der regulierende Einfluß des Hypothalamus auf den Vorderlappen relativ rasch wiederhergestellt, d. h. in dem Augenblick, wenn der Portalblutkreislauf Hypothalamus – HpVL sich wieder einstellt, was oft nur wenige Tage dauert. Dagegen dauert beim Hypophysenzwischenlappen der Abbruch der Beziehungen Hypothalamus – Hypophyse Wochen, Monate, ja Jahre, auch wenn der Blutkreislauf Gehirn – Hypophyse längst wieder intakt ist. Die lange Dauer des Ausfalls der regulatorischen Beziehungen ist auch dann zu merken, wenn bei sehr vorsichtiger Schnittführung die Blutzufuhr nur wenig behindert war. Das heißt aber, daß im Gegensatz zur Pars distalis die Regulation der Pars intermedia durch direkte Innervation der hormonproduzierenden Zellen durchgeführt wird.

Dabei zeigen die Schnittversuche, daß die isolierte Hypophyse mehr Melanophoren stimulierendes Hormon sezerniert als normal, daß also die Steuerung durch das Gehirn im Gegensatz zu der Stimulation der meisten Vorderlappenhormone hier eine Hemmungswirkung darstellt.

Ob daneben auch eine Stimulationswirkung möglich ist, ob also neben der Hemmungswirkung auch aktivierende Nervenfasern vorhanden sind, ist wohl noch fraglich.

Die Übertragung der Nervenimpulse auf den Zwischenlappen aber scheint hier auf einen MSH-Hemmungsfaktor MSHIF (MSH inhibiting F.) zurückzugehen, der, in den Nervenzellen des Hypothalamus erzeugt, längs der Nervenfasern an die kolloidenthaltenden Zwischenlappenzellen gelangt und dort seine Hemmungswirkung auslöst. Es läßt sich nämlich nachweisen, daß Hypothalamusextrakte auf die isolierte Hypophyse diesselbe Hemmungswirkung auf das MSH-Hormon haben, die Übertragung also durch Stoffe erfolgt, die schon im Hypothalamus extrahiert werden können.

Das MSH selber ist ein Polypeptid, von dem man bisher zwei Varianten isoliert hat, eine mit 13 und eine mit 18 Aminosäuren, auf deren Wirkung bei der Besprechung des Farbwechsels niederer Wirbeltiere eingegangen werden soll.

Regulation der Hypophyse durch das Gehirn

Ich erwähnte schon, daß die Hypophyse aus zwei voneinander verschiedenen Hauptteilen, dem Vorderlappen = Adenohypophyse, und dem Hinterlappen = Neurohypophyse besteht. Aus dem Vorderlappen entwickelt sich bei den meisten Tieren der „Zwischenlappen", der damit zur Adenohypophyse gehört, die aus dem Epithel der Mundbucht hervorgeht und drüsigen Charakter hat, während die Neurohypophyse aus dem Boden des Zwischenhirns heraus wächst und damit wie das ZNS im wesentlichen aus Glia- Stützzellen, Nervenfasern, Blutgefäßen und relativ wenig Bindegewebe zusammengesetzt ist und somit einen wesentlich anderen histologischen Aufbau wie die Adeno-hypophyse besitzt.

Man hat früher die Art der Beeinflussung der Adeno- und Neurohypophyse durch das Gehirn als sehr verschieden beurteilt; es bestehen ja auch wesentliche Unterschiede, insofern als der Vorderlappen kaum, Zwischen- und Hinterlappen dagegen stark mit Nervenfasern durchsetzt sind, daher beim Vorderlappen ein Überträgersystem zwischen Nerven- und Drüsenzellen erforderlich ist, das beim Zwischenlappen und besonders bei der Neurohypophyse nicht nötig erscheint, da diese ja ihrer Herkunft und Struktur nach fast wie ein Hirnteil angesehen werden kann. Es hat sich dann aber gezeigt, daß doch eine sehr weitgehende Übereinstimmung in der Art der Regelung der Hormonwirksamkeit aller Teile der Hypophyse und damit auch im wesentlichen des ganzen innersekretorischen Systems besteht. Es hat sich gezeigt, daß diese Art der Regelung des innersekretorischen Systems durch das ZNS durch Ausscheidung von Neurohormonen in Ganglienzellen des Hypothalamus bewerkstelligt wird.

Diese werden in besonderen Zellkernen im Nucleus supraopticus und paranuclearis der Amnioten erzeugt, längs der Achse der Nervenfasern transportiert und an den Nervenenden ausgeschieden. Sie gelangen so teils indirekt über das Hypophysen – Hypothalamus – Portalsystem in den Vorderlappen, teils direkt in den Zwischenlappen oder sind selber die Hormone der Neurohypophyse, (s. Abb. 32) die gewissermaßen das Stapelorgan der Neurohormone des Hypothalamus darstellt (s, Abb, 29).

Die Abgabe von Wirkstoffen der Nervenzellen bzw. die Erzeugung von Hormon in Nervenzellen ist phylogenetisch sehr alt und spielt bei den wirbellosen Tieren eine beherrschende Rolle. Sie könnte dadurch entstanden sein, daß durch Vermehrung und Stapelung der Reizüberträgerstoffe wie z. B. des Noradrenalins der adrenergischen Nerven des Sympathicus die Wirkungen der kurzen Nervenimpulse auf eine längere Reizdauer verteilt, d. h. daß die schnellen, aber kurzen Reizeffekte der Nervenreizung in Dauerwirkung verwandelt wurden.

Diese Übertragung von Neurohormon des Hypothalamus auf die Hypophyse ist besonders bei der *Neurohypophyse* deutlich, bei der auch die meisten Versuche zum Nachweis des Hormontransports gemacht worden sind: zunächst durch Färbungsversuche, wobei sich in den Ganglienzellkörpern und Nervenfasern „Gomori-positive" Körner erkennen ließen, in denen die Hormone offensichtlich enthalten waren; dann durch Schnitte, Zentrifugierung und Extraktversuche, aus denen sich erwies, daß die Gomorikörner aus einem Eiweißträger und den an sie gebundenen Neurohormonen bestanden. Diese *Neurohypophysenhormone*, relativ einfach aus 8 Aminosäuren zusammengesetzte „Octopeptide", kommen allgemein bei den Vertebraten vor; sie werden in der Wirbeltierreihe insofern etwas abgewandelt als mitunter die 3. und die 8. Aminosäure durch andere Aminosäuren ersetzt wird. Von ihnen ist das von Cyclostomen bis Vögeln nachgewiesene *Arginin vasotocin* (*AVT*) mit Phenylalanin an 3. und Arginin an 8. Stelle als das ursprünglichste zu betrachten. Es ist offenbar bei den Cyclostomen das einzige Neurohypophysenhormon, während bei den übrigen Wirbeltieren ein zweites Neurohypophysenhormon hinzukommt, das zunächst in seiner Zusammensetzung etwas schwankt (bei den Elasmobranchiern als SOP = Selachiern eignes Prinzip 3 Isoleucin, 8?, bei den Knochenfischen als Ichthyotocin TOP Teleosteern eignes Prinzip, 3 Isoleucin, 4 Serin, 8 Isoleucin), bis es von den Amphibien an bis zu den Säugetieren als *Oxytocin* (3 Isoleucin, 8 Leucin) stabilisiert erscheint. Dazu können noch andre Octopeptide von geringerer Bedeutung kommen wie z. B. das Mesotocin der Amphibien (3 Isoleucin, 8 Isoleucin) aber im ganzen sind die chemischen Variationen der Neurohypophysenhormone, die stets Octopeptide und in Aufbau und Struktur immer gleich bleiben, doch ziemlich gering. Bei den Säugetieren wird das *Arginin-vasotocin AVT* im wesentlichen durch das *Arginin-vasopressin AVP* (3 Phenylalanin, 8 Arginin) ersetzt. Dieses Hormon wird *Vasopressin* (vas = Gefäß, Premo, pressi = pressen) genannt, da es in höheren Dosen die Blutgefäße zusammendrückt und den Blutdruck erhöht; aber eigentlich ist seine Bezeichnung irreführend, da seine Hauptwirkung ebenso wie die des AVT nicht die Erhöhung des Blutdrucks, sondern vereint mit den mineralogenen Hormonen der Nebennierenrinde – die Einregulierung des Wasser-Salz-Stoffwechsels darstellt. Man hat diese Wirkung früher einem besonderen „Adiuretin" genannten Neurohypophysenhormon zugeschrieben. Inzwischen hat man erkannt, daß die antidiuretische Wirkung des Neurohypophysenhormon dem Vasopressin zuzuschreiben ist.

Oxytocin

Während die große Bedeutung des AVT für den Lebenshaushalt niederer Wirbeltiere herausgestellt werden konnte, ist über die Wirkung des Oxytocins bei diesen Tieren recht wenig bekannt. Eigentlich weiß man nur bei den Säugetieren Näheres über seine Funktion.

Oxytocin bewirkt die Zusammenziehung der Uterusmuskulatur und der Darmmuskulatur. Man kann mit ihm die Gebärmutter anregen, die Wehen beim Geburtsakt verstärken oder wieder in Gang bringen. Es stellt damit in der Hand des Arztes ein wertvolles Mittel dar. Die Oxytocinwirkung auf den Uterus wird durch das Gelbkörperhormon Progesteron gehemmt, während Oestradiol den Uterus für das Oxytocin sensibilisiert. Da nun am Ende der Schwangerschaft der Progesterongehalt des Blutes stark abnimmt, während der Oestradiolgehalt steigt, können im Zusammenspiel dieser drei Hormone die Wehen eingeleitet und der Geburtsakt in Gang gesetzt werden. Damit kommt aber dem Oxytocin eine wesentliche Aufgabe bei den Säugetieren und beim Menschen zu. Bei den Säugetieren fördert es außerdem die Milchsekretion, während es bei Vögeln, und zwar offenbar nur bei diesen blutdrucksenkend wirkt. Bei niederen Wirbeltieren kann es auch Einfluß auf den Wasserhaushalt haben.

Wasser-, Salzhaushalt

Über die Bedeutung der den Wasser-Salzhaushalt beeinflussenden Hormone Vasopressin, Vasotocin usw. ist im Gegensatz zum Oxytocin gerade bei niederen Vertebraten, besonders bei den Amphibien neuerdings viel gearbeitet worden. Die Amphibien boten sich als Objekte einmal an, da bei ihnen durch Mikropunktion Untersuchungen vom Glomerulusharn und vom Tubuli-Inhalt der Niere schon vorlagen, zum anderen, da diese Tiere neben der Niere in der Haut und der Harnblase Organe besitzen, die für den Wassersalzhaushalt wichtig sind und auf die Neurohypophysenhormone ansprechen. An Haut und

Harnblase aber lassen sich relativ leicht Ergebnisse über die Wirksamkeit der vasotocinartigen Hormone erzielen. Dazu kommt, daß Amphibien und Fische geeignetere Untersuchungsobjekte sind, mehr Zielorgane haben, z. B. die Fische: Kiemen, Darm, Haut, Niere, und stärker von Veränderungen des Milieus abhängig sind, daher auf Hormone der Neurohypophyse oder der Nebennierenrinde sehr deutlich ansprechen.

Arginin vasotocin, aber auch Mesotocin der Anuren wirken ebenso auf die Permeabilität der Haut und Harnblase für Wasser und Salz (NaCl) wie auf die Harnproduktion der Niere. In der Niere wirken AVT, AVP, Mesotocin = 8 Ileuoxytocin und Oxytocin usw., z. B. beim Ochsenfrosch durch Beeinflussung der Glomerulusfiltration wie der Rückresorption von Wasser und Salz in den Tubuli antidiuretisch, d. h. sie vermindern nach Möglichkeit Feuchtigkeitsverluste des Körpers durch den Harn. Dazu fördern sie in Haut und Harnblase Wasser- und Salzaufnahme ins Körperinnere. Haut, Harnblase und Niere ergänzen sich also in der Aufgabe, den Wassergehalt des Körpers in genügender Höhe zu erhalten. Dabei zeigen die Neurohypophysenhormone graduelle Wirksamkeit in Anpassung an Lebensweise und Umgebung der untersuchten Amphibien: je trockener der Aufenthaltsort um so stärker die Wirkung.

In ähnlicher Weise wirken die mineralogenen Hormone der Nebennierenrinde, vor allem das *Aldosteron*, doch mit dem Unterschied, daß sie besonders den Elektrolythaushalt beeinflussen, während die Neurohypophysenhormone zunächst auf den Wassertransport einwirken, wie z. B. das *Adiuretin* beim Säuger die Harnflut stoppt. Beide Hormonsysteme ergänzen so einander, doch sind ihre Wirkungen nicht immer deutlich voneinander zu trennen. Beide können den Wasser-Salztransport sowohl passiv durch Erhöhung der Permeabilität wie durch Beeinflussung aktiver Stoffwechselprozesse unter Energieverlust fördern. Anders als bei den Säugetieren ist hier der Unterschied der Wirkung zwischen den Glucocorticoiden z. B. Cortisol und dem mineralocorticoiden Aldosteron gering.

Daneben scheint auch noch das Schilddrüsenhormon *Thyroxin* sowohl den aktiven Salztransport, wie die Permeabilität durch Haut und Harnblase zu fördern. Das ganze komplizierte Hormonsystem zur Regelung des Wasser-Salzhaushaltes ist für die Amphibien deshalb von so großer Bedeutung, weil sie für den Aufenthalt in trockener Luft noch nicht völlig adaptiert sind und noch eine durchlässige Haut besitzen, die mehr dem Aufenthalt im Wasser als in der Luft angepaßt erscheint; sie sind daher leicht der Gefahr der Austrocknung ausgesetzt. Dabei trinken sie nicht, sondern nehmen das nötige Wasser und Kochsalz durch die Haut, besonders durch die Aktivität des AVT-Arginin vasotocin sowie des Aldosterons auf, und zwar ist die Kapazität der Wasseraufnahme offensichtlich entsprechend der Gefahr der Austrocknung, die für die einzelnen Arten je nach der Lebensweise verschieden groß ist. So nehmen auf Injektion von AVT die wasserlebenden Molche oder der Krallenfrosch kaum, ein in Wasser eingesetzter Laubfrosch dagegen $50^0/_0$ seines Gewichtes durch Wasseraufnahme zu (Brunner-Effekt).

Fische: Während bei den Amphibien durch die Gefahr des Austrocknens die Regulierung des Wasserhaushaltes ihrer Gewebe im Vordergrund steht, müssen sich die Fische vor allem auf den Salzgehalt des umgebenden Wassers einstellen, weil ihre Haut, Kiemen und Darm wasser- und salzdurchlässig sind. Am einfachsten wäre dies im Meer durch Isotonie, d. h. durch einfaches Übernehmen und Austauschen der Elektrolyte des Meerwassers in die Körpergewebe, wie dies die niederen Meerestiere: Würmer, Echinodermen usw. machen und damit keine osmotischen Schwierigkeiten haben, während im Süßwasser wegen dessen zu geringen Salzgehaltes eine Anpassung in diesem Sinne von vornherein nicht möglich ist.

Indes haben alle wasserlebenden Wirbeltiere – mit Ausnahme vielleicht der *Myxinoiden,* einer marinen Cyclostomengruppe – sich einen von der Umgebung abweichenden Elektrolytgehalt ihrer Gewebe geschaffen, den sie durch Energie beanspruchende Stoffwechselprozesse aufrecht erhalten müssen. Bei den Selachiern ist die osmotische Abweichung gering, da sie durch Anreicherung von Harnstoff im Blut sich den osmotischen Werten des Seewassers weitgehend angepaßt haben. Doch müssen auch sie, wie das Vorhandensein einer Na^+ ausscheidenden *Rektaldrüse* beweist, sich gegen eindringendes Seewasser wehren. Bei diesem Erhalten des inneren Milieus gegenüber der Außenwelt werden i. a. Meeres-

fische, da hypotonisch (= geringer Salzgehalt), sich gegen Wasser-
entzug (durch Diosmose) und Salzaufnahme (Diffusion), Süß-
wasserfische, da hypertonisch sich gegen das Eindringen von
Wasser und Salzverlust zu wehren haben. Dies geschieht im
wesentlichen wie bei den Amphibien durch die beiden Hormonsysteme der Neurohypophyse und der Nebennierenrinde mit
zusätzlicher Unterstützung durch das *Prolactin* des Hypophysenvorderlappens, das bei Süßwasserfischen nach Entfernung der
Hypophyse lebenserhaltend wirkt, und wohl auch des *Thyroxins*
sowie der Wirkstoffe der *Urophyse* oder (S. 114) eines zusätzlichen
neurosekretorischen Organs der Fische. Besonders wichtig ist
natürlich eine wirksame Osmoseregulation bei solchen Fischen,
die ihren Aufenthalt abwechselnd in Süß- und Salzwasser nehmen.

So haben besonders beim *Aal*, der in der Jugendzeit zunächst
im Meer, dann im Süßwasser und schließlich wieder im Meer lebt,
viele Untersuchungen gezeigt, daß sein Elektrolytgehalt im Blut
zwar je nach den Außenmedien schwankt, aber nicht mit den
Außenwerten übereinstimmt und daß z. B. im Süßwasser durch die
Kiemen Kochsalz aufgenommen, umgekehrt im Meer aber abgegeben wird und daß die Tiere im Meer verstärkt Wasser trinken,
um den Wasserverlust auszugleichen.

Neben den Kiemen, die sehr wesentlich sind, sowie der Haut
und dem Darm spielt natürlich auch die Niere eine wichtige Rolle,
wenn sie auch nicht wie bei den Amnioten mehr oder minder
allein die Hauptaufgabe zu erfüllen hat.

Urohypophyse

Bei den Fischen kommt zusätzlich in der Schwanzgegend unter
dem Rückenmark ein besonders bei Teleosteern der Neurohypophyse sehr ähnliches Organ, die Urohypophyse oder Urophyse (oura gr. Schwanz) vor (Abb. 32).

Die Urophyse wird wie die Neurohypophyse von innersekretorischen Ganglienzellen des ZNS, hier des Rückenmarks innerviert,
wobei Nervensekrete entlang der Achse der Nervenfasern
transportiert, an den Nervenenden an Blutgefäße abgegeben bzw.
gestapelt werden. Sie besteht wie die Neurohypophyse aus Nervenfasern, Gliafasern und Blutgefäßen. Da bei Veränderung des Salzgehaltes des umgebenden Wassers z. B. beim Umsetzen von Süß-

in Meerwasser ähnliche Abnahme der Neurosekrete in Neuro- und
Urohypophyse zu beobachten waren, dürfte eine Beteiligung der
Urophyse bei der Regulation des Wassersalzhaushaltes sehr wahr-
scheinlich sein, zumal Urophysenextrakte bei der Kröte auf den
Wasserhaushalt, bei Fischen auf den Na-Transport durch die
Kiemen und auf den Blutkreislauf der Niere wirksam waren.

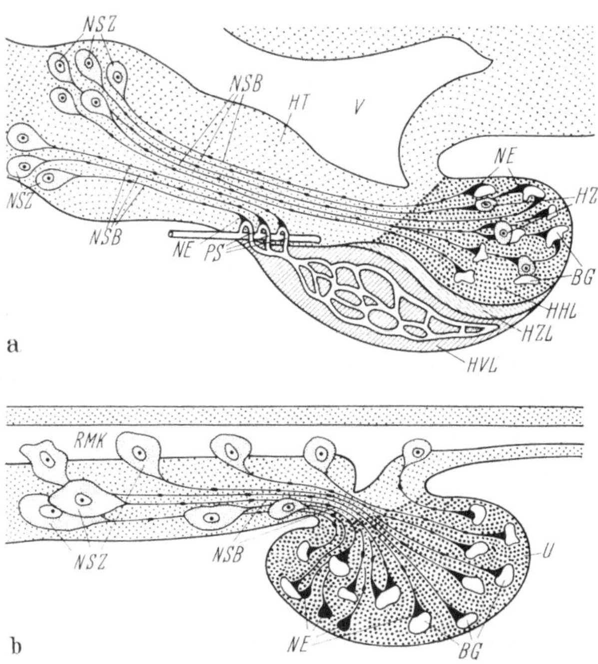

Abb. 32a u. b. Vergleich zwischen dem Hypothalamus-Hypophysen-System
der Tetrapoden *a* und dem zusätzlichen kaudalen neurosekretorischen System
(Urophyse) *b* bei den Fischen. *RMK* Rückenmark: *NSZ, NSB* Neurosekretorische Zellen, neurosekretorische Bahnen, *NE* Nervenenden, *HT* Hypothalamus, *V* Ventrikel, *PS* Blutportalsystem, *HZ* Hormonzellen, *BG* Blutgefäße, *U* Urophyse. *HVL, HZL, HHL* Vorder — Zwischen — Hinterlappen
der Hypophyse.

Bei den *Säugetieren* wird das Arginin vasotocin durch das
Vasopressin AVP ersetzt (3 Phenylalanin 8 Arginin) mit der Ausnahme, daß bei den Suiden, den Schweineartigen, das Arginin

vasopressin durch ein Lysin vasopressin (8 Lysin) ersetzt ist, die Schweineartigen hier also (soweit untersucht) in gewissem Gegensatz zu den anderen Säugetieren stehen.

Vom AVP bzw. dem „Adiuretin" ist schon lange bekannt, daß es vor allem die Wasserrückresorption in den Tubuli der Niere fördert, da bei Verletzung des Hypophysenhinterlappens bis zu 20 l stark verdünnten Harns ausgeschieden werden und daß diese im sogenannten „Diabetes insipidus" (insipidus lat. töricht) ausgeschiedene Menge durch Injektion von Adiuretin sehr schnell wieder zur Norm reduziert werden kann. Adiuretin wirkt direkt auf die Niere und fördert die aktive Rückresorption, die bei völligem Ausfall der Hormone etwa 10–20 l ausmacht, während die passive Rückfiltration des Glomerulusharnes erhalten bleibt. Ausgeschüttet wird das Adiuretin durch Reizung von Osmorezeptoren der Carotis interna bei Erhöhung des Osmosedrucks. Da das Adiuretin in höheren Dosen zur Gefäßverengung führen kann, hat man es Vasopressin genannt, doch ist – wie gesagt– die Wirkung auf den Wassersalzhaushalt die wesentlichere Aufgabe dieses Hormons.

An anderen Hormonen, die in den Wassersalzhaushalt eingreifen, sind dann noch vor allem das *Nebennierenmark* mit Adrenalin-Noradrenalin sowie die *Interrenalkörperchen* niederer Wirbeltiere anzuführen. Adrenalin erhöht besonders die Zellmembranpermeabilität für Elektrolyte.

Und schließlich wäre zu erwähnen, daß auch die *Niere* selber in das komplexe Gebiet des Osmomineralhaushaltes eingreifen kann durch die Bildung eines Proteinferments „*Renin*", welches zuerst ein Dekapeptid „Angiostenin 1", dann ein Octopeptid „Angiostenin 2" freisetzt, das bei Säugetieren wohl durch Einwirkung auf die Aldosteronausschüttung die Harnproduktion herabsetzt. Renin ist zuerst bei Süßwasserfischen gefunden worden, bei denen es durch Erhöhung des Blutdrucks die Glomerulusfiltration steigern soll. Ich erwähne dies als Beispiel des Zusammenwirkens von Blutdruck und Harnproduktion, da die Glomerulusfiltration abhängig ist von der Höhe des Blutdrucks, der in den zuführenden Nierenarterien herrscht. Die Beziehungen zwischen Vasotocin und Oxytocin bzw. ihre Überschneidungswirkung bei niederen Vertebraten wird dadurch leichter verständlich.

Bei den höheren Wirbeltieren sind die Probleme der Regulierung des Wassersalzhaushaltes dadurch geringer geworden, daß sie i. a. im Gegensatz zu den Amphibien völlig an das Leben an Land angepaßt sind und eine widerstandsfähige Haut besitzen, die gegen Austrocknung mehr Schutz bietet und im Wasser einen Elektrolytaustausch verhindert; daher reicht bei ihnen i. a. die Niere als Zielorgan der osmoregulatorisch wirkenden Hormone aus. Doch kommt es vor allem bei marinen Vögeln und Reptilien zur zusätzlichen Ausbildung einer Na$^+$ ausscheidenden *Nasen-Salzdrüse*, die neben einer nervalen Regulation hormonal durch die Nebennierenrindenhormone, besonders das Corticosteron, gesteuert wird. Im ganzen zeigt sich, daß in den Wassersalzhaushalt der Wirbeltiere in einer nach Lebensweise wie Körperbau verschiedenem, aber in jedem Fall wesentlichem Ausmaß sehr viele Hormone in sehr verschiedener Weise eingreifen können. Dabei können auch die Rezeptoren für Wasser- und für Salztransport verschieden sein und zwar auch unterschiedlich für die Hormone der Neurohypophyse und der Nebennierenrinde, denn es gibt deutliche Unterschiede ihrer Wirkung. So beeinflussen die Neurohypophysenhormone Haut und Harnblase nur von innen, ihre Wirkung tritt rasch ein und ist von relativ kurzer Dauer (1–2 Std.), während Aldosteron auf die Haut und Harnblase von beiden Seiten wirkt, und die Reaktion nur verzögert eintritt, dafür aber von langer Dauer ist.

So ergibt sich ein Bild eines kompliziert aufgebauten Systems von Hormonen und Zielorganen, zugleich aber auch die Erkenntnis, daß die Lösung der Regelung der Zellmembrandurchlässigkeit zu den wichtigsten Aufgaben im Leben der Organismen gehört; ihre besondere Schwierigkeit liegt in den vielen physikalisch bedingten Möglichkeiten des Durchtritts von Wasser, Elektrolyten usw. durch die Zellmembran wie z. B. durch Diffusion, Diosmose, Ionentransfer oder aktiven Transport gegen das Energiegefälle.

XII. Farbwechsel

Der Farbwechsel der niederen Wirbeltiere, der Fische, Amphibien und Reptilien, ist keine rein hormonale Erscheinung. Er ist mehr oder minder innig mit der Tätigkeit des Eingeweidenervensystems verquickt, wobei die Rolle, die das Nervensystem oder die innersekretorischen Drüsen auf den Farbwechsel jeweils ausüben, in den verschiedenen Fällen außerordentlich wechselnd und mannigfaltig sein kann. Bei den Fischen überwiegen ganz entschieden die Eingeweidenerven, doch gibt es auch hier gelegentlich Farbzellen, die rein hormonal beherrscht werden, während bei den Amphibien die Rolle der Hormone überwiegt und bei den Reptilien sich in vielen Fällen beide etwa die Waage halten dürften. Der Farbwechsel selber ist bekanntlich dadurch möglich, daß schwarze oder farbige Farbzellen, die sogenannten „Chromatophoren", imstande sind, ihren Farbstoff auf Reize hin entweder im Zentrum der Zelle zusammenzuballen oder über die ganze Zelle zu verteilen; je nachdem kann das Tier hell oder dunkel, farblos oder farbig erscheinen.

Pigmenthormon der Hypophyse MSH

Das Pigmenthormon MSH des Hypophysenzwischenlappens kann in verschiedenen Zustandsformen auftreten. So hat man aus der Schweinehypophyse ein Polypeptid aus 13 = α-MSH und ein etwas anders zusammengesetztes aus 18 Aminosäuren β-MSH isoliert, und auch das ACTH besitzt in seiner aus 39 Aminosäuren bestehenden Kette ein Molekülbruchstück, das dem α-MSH gleich ist. Damit ist auch die Farbwechselwirksamkeit des Adreno-corticotropen Hormons erklärt, die aber wohl nur im Experiment offenbar wird, da das ACTH im natürlichen Farbwechsel wohl keine Rolle spielt. Die Verschiedenheit in der Zusammensetzung des MSH erklärt wohl auch, daß manche Hypophysenextrakte mehr auf die Melanophoren der Frösche, andre mehr auf die nicht innervierten Erythrophoren der Elritze einwirken.

Das MSH hat in den Fällen, in denen der Farbwechsel hormonal beherrscht wird, die Aufgabe, die Farbteilchen der Melanophoren und Lipophoren zur Ausbreitung bis in die Zellenden der meist verzweigten Farbzellen zu bringen; die Tiere können dadurch bunt und farbig werden wie z. B. die Elritze, der Stichling oder Bitterling oder auch die farbenprächtigen Makropoden und andere Aquarienfische. Sie nehmen so das Farbkleid an, wie sie es zur Laich- oder Brunstzeit bekommen. Man kann daher mit diesem Farbwechselhormon das sog. „Hochzeitskleid" dieser farbenprächtigen Tiere erzeugen. In vielen Fällen dagegen überwiegt die Ausdehnungswirkung des schwarzen Farbstoffs durch das Pigmenthormon, oder es sind überhaupt bloß schwarze Farbzellen ausgebildet, dann werden die Tiere dunkel, braun oder fast schwarz. Die sog. grünen Frösche, wie Laub- und Wasserfrosch,

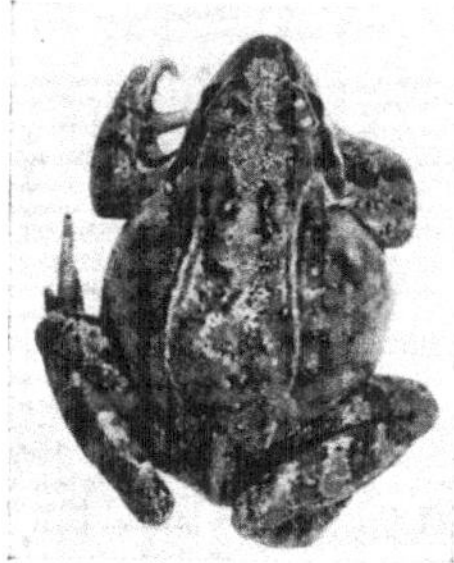
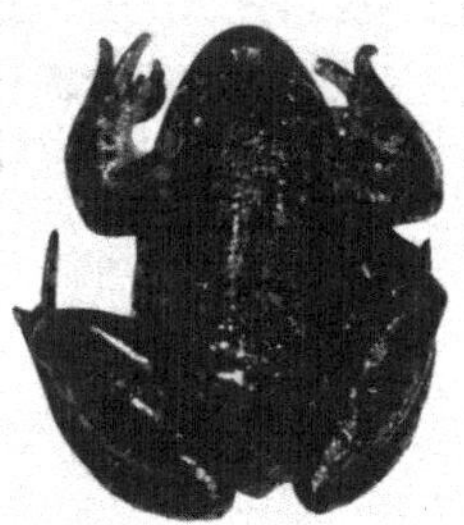

Abb. 33a. Frosch, Farbwechsel, hormonal reguliert

werden dunkelbraun, die braunen Frösche, Gras- und Moorfrosch, werden fast schwarz. Wenn das Eingeweidenervensystem mit in den Farbwechsel eingreift, dann kann es die Wirksamkeit des Pigmenthormons mindern oder gar völlig unterdrücken.

So breiten z. B. bei der Elritze die nicht mit Nerven verbundenen roten Farbzellen der Unterseite durch das Pigmenthormon

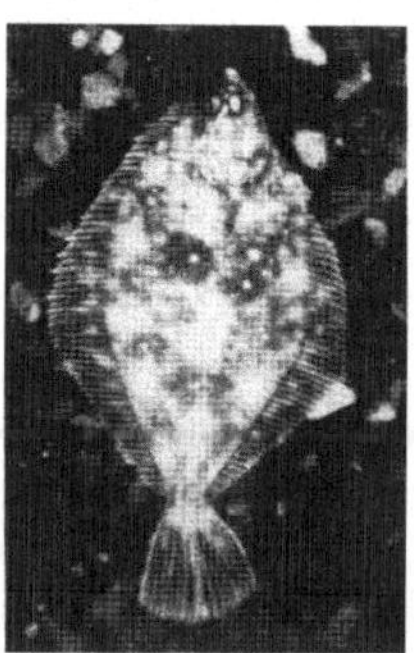
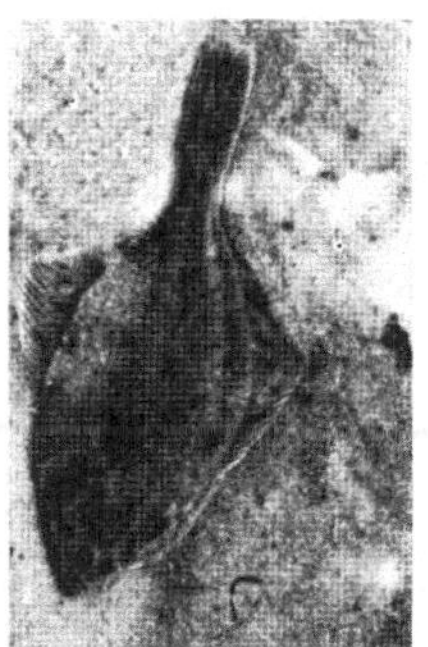

Abb. 33b. Scholle, Farbwechsel, Anpassung an den Untergrund. 1 Kies. 2 Sand. Durch nervale Regulation der Farbzellen. (Orig.-Aufn. Dr. *Schäfer*, Wilhelmshaven)

118

ihre Farbstoffe außerordentlich stark aus, während die mit Nervenenden versehenen schwarzen Farbzellen des Rückens auf das
Pigmenthormon fast gar nicht ansprechen. Man hat bei dem
amerikanischen Fischen „Fundulus", dessen schwarze Farbzellen
auf das Pigmenthormon nicht reagieren, die Farbwechselnerven
teilweise durchschnitten und gesehen, daß die nun entnervten
Zellen jetzt auf das Hypophysenhormon ansprechen. Das Pigmenthormon arbeitet daher selbständig und kann durch nervöse
Beeinflussung der Farbzellen durch die Farbwechselnerven des
Eingeweidesystems eine Abschwächung erfahren; doch kommt
es auch vor, daß die Hormonwirkung nicht durch die Nerven
gestört wird wie bei Makropoden oder daß Hormone und Nerven
sich in ihre Aufgabe teilen, indem z. B. bei der Elritze rasche
Farbänderung nerval, lange dauernde Farbeinstellung dagegen
hormonal gesteuert wird. Nervale Farbregulation wird im allgemeinen schneller und meist auch besser sein, da die einzelnen
Farbzellen individuell innerviert werden können und so ein
minutiös angepaßtes Flecken- und Farbmuster sich ergeben kann,
während die Ausschüttung eines Hormons in die Blutbahn mehr
eine einheitliche Verdunklung oder Aufhellung des Körpers
bedingt (siehe Abb. 33a und b).

Der Wirkungsmechanismus des MSH auf die Farbteilchen der
Chromatophoren ist nur teilweise analysiert. Eine Melanophore
verändert bei der wechselnden Verteilung ihrer Farbkörnchen
nicht ihre Zellgestalt im ganzen. Vielmehr ist es so, daß die Außen-
hülle bis in die feinsten Einzelheiten erhalten bleibt, gleich ob sich
der Plasmainhalt mit den darin verteilten Farbteilchen nach innen
ins Zentrum der Zelle zurückzieht oder bis in die Zellenenden
sich vorschiebt. Im zweiten Falle wird die Zellhaut bis zur
Peripherie vom pigmenterfüllten Plasma benetzt, im ersten nur
im Zellinneren. Es handelt sich offenbar dabei um ein recht
komplexes Geschehen vor allem des Zentrums der Farbzelle, bei
dem Benetzungsvorgänge eine Rolle spielen. Experimentell hat man
bei dem Vorgang der Ausbreitung der Pigmentteilchen Verflüssi-
gung des Zellplasmas (Gel-Sol-Verschiebung), elektrische Poten-
tialdifferenzen und Ionentrans port feststellen können. Neben dem
lichtbedingten Farbwechsel, den ich hier deshalb herangezogen
habe, weil er die Einzelglieder der Reaktionskette besonders gut

erkennen läßt, gibt es noch andre Lichtwirkungen auf den Körper, die auf irgendeinem Wege die Hypophyse beeinflussen müssen, nämlich die Wirkung des Lichts auf die Entwicklung der Keimdrüsen, die man bisher besonders bei Vögeln und Säugern studiert hat. So kann man durch Zusatzbeleuchtung im Herbst bei vielen Vögeln und Säugern die Keimdrüsen wieder anregen, so daß die Tiere wie: der frühzeitiger als sonst in den Zustand der Brunst und Geschlechtsreife kommen. Man spricht auch hier von einer „gonadotropen" Wirkung des Lichts. Wenn auch hier der Weg der Lichtbeeinflussung nicht so direkt sein mag wie beim Farbwechsel, scheinen doch nervöse Vorgänge und auch noch andre innersekretorische Drüsen wie die Schilddrüse beteiligt zu sein.

Adrenalin (Arterenol), Noradrenalin

= Hormon und Neurohormon als Hormone des Farbwechsels

Im Gegensatz zu dem Pigmenthormon der Hypophyse bewirken das Adrenalin und das Noradrenalin des Nebennierenmarks die Zusammenziehung der Farbstoffe in der Mitte der Farbzellen und damit eine Aufhellung der Tiere. Es ist sicher, daß bei Aufregung, Schreck u. dgl. durch Ausschüttung der Hormone des Nebennierenmarks die in solchen Fällen sehr rasche Aufhellung vieler Tiere bedingt wird. Das Nebennierenmark ist damit ein Antagonist zu dem Pigmenthormon im Farbwechsel der Tiere. Ob allerdings dem Adrenalin oder dem Noradrenalin beim hormonell beherrschten Farbwechsel der niederen Wirbeltiere – abgesehen von einer Streßreaktion – sonst noch eine Rolle zukommt, ist fraglich.

Auf die Bedeutung des Farbwechsels und die Reize, die ihn auslösen, möchte ich nur ganz kurz eingehen, da eine eingehendere Behandlung über den Rahmen unseres Büchleins gehen würde. Anpassung an die Farbe der Umgebung, „Schutzfärbung", ist wohl in den meisten Fällen der Sinn des Vermögens, seine Färbung auf Reize hin rasch ändern zu können. So werden sehr viele dieser Tiere auf hellem Untergrund hell, auf dunklem Untergrund dunkel, sie passen sich damit in ihrer Helligkeit der des Untergrundes an und werden damit leichter übersehen. Man hat mit Fischen und fischfangenden Vögeln in großen Versuchsbecken auch tatsächlich nachweisen können, daß angepaßte Fische, die schon längere Zeit in dem Becken waren, viel seltener gefangen

und gefressen werden als Fische der gleichen Art, die man frisch
in das Becken tat und die somit noch nicht Zeit gefunden hatten,
sich der Helligkeit des Bodens anzupassen. Daß also eine solche
Anpassungsfähigkeit „Schutzwert" hat, daran ist gar nicht zu
zweifeln, und das lehrt auch die eigene Erfahrung, daß es einem
schwer wird, ein solches Tier auf dem gleichfarbenen Untergrund
zu entdecken. Künstler auf dem Gebiet der Anpassung sind z. B.
die Schollen, die nicht nur in ihrer Helligkeit, sondern auch in
ihrem Zeichnungsmuster und in ihrer Färbung dem Untergrund
täuschend ähnlich werden (siehe Abb. 33b). Der Reiz, der die Veränderung nach sich zieht, geht in allen diesen Fällen natürlich vom
Licht aus, das von der Umgebung in die Augen des betreffenden
Tieres fällt und nun entweder eine Reizung des Eingeweidenervensystems, wie bei den meisten Fischen, oder eine Reizung
der Hypophyse, wie bei den Fröschen, bedingt, wodurch die
Hypophyse ihr Zwischenlappenhormon ins Blut ausscheidet
und die Farbzellen so auf hormonalem Wege veranlaßt werden,
auf den Reiz mit einer sinnvollen Reaktion zu antworten.
Auch Berührungsreize können bei der „Schutzfärbung" mitunter
eine Rolle spielen, so z. B. beim Laubfrosch, der auf glattem Blatt
grün, auf rauher Rinde braun wird. Andere Bedeutung kann der
Farbwechsel bekommen beim Anlocken der Geschlechter durch
die „Hochzeitskleider"; hier bezweckt die angelegte Farbenpracht
das Auffallen, das Gesehenwerden und die Übertragung der
geschlechtlichen Erregung auf den Partner. Und so gibt es noch
weitere Aufgaben des raschen Farbwechsels wie das Anlegen von
Warn- und Schreckfarben oder die Ausnutzung der Sonnenenergie
durch Auffangen der Wärmestrahlen im Dienste der Wärme-
regelung im Körper eines Tieres u. dgl. m., worauf wir hier nicht
weiter eingehen wollen.

Regulation des Hypophysenzwischenhirnsystems

Für uns aber ist der Farbwechsel der niederen Wirbeltiere
deshalb besonders wichtig, weil er uns tiefere Einblicke in den
schon angedeuteten Zusammenhang von Sinnesorgan, Gehirn
und innersekretorischem System gewinnen läßt.

Kehren wir nochmals zu der Frage der Untergrundanpassung
zurück. Maßgeblich für die Färbung ist nicht die Lichtmenge an

sich, sondern das Verhältnis des direkt ins Auge von oben einfallenden zu dem vom Untergrund ins Auge reflektierten Licht. Offensichtlich treffen diese Strahlen besondere Netzhauthälften, die von oben einfallenden die untere, die vom Untergrund reflektierten die obere und es kommt auf die Kontrastwirkung der verschiedenen Lichtmengen an, welche die obere und untere Augenhälfte erreichen. Die Lichtreizung der Sinneszellen des Auges aber muß zunächst auf dem Wege über den Augennerv ins Gehirn weitergeleitet werden, um dort irgendwelche Zentren zu erregen, welche dann die Erregung auf das Erfolgsorgan überleiten; im Falle der hormonalen Regulierung des Farbwechsels ist dies die Hypophyse. Das Nächstliegende ist natürlich die Annahme, daß das Tier die Helligkeit des Untergrundes wahrnimmt und daß dann im Sehzentrum eine Umschaltung vorgenommen wird, welche die Hypophyse zu mehr oder minder großer Ausschüttung des Verdunklungshormons des Zwischenlappens veranlaßt. Es hat sich aber gezeigt, daß der Weg der Farbwechselreizung der Hypophyse kürzer ist und mit dem eigentlichen Sehvorgang gar nichts zu tun hat (s. Abb, 29). Man kann dies dadurch beweisen, daß man das Sehzentrum herausnimmt – bei niederen Wirbeltieren ist es das Mittelhirndach –, das Tier ist dann natürlich völlig blind, aber die Farbwechselreaktion auf die Helligkeit des Untergrundes zeigt sich in keiner Weise beeinträchtigt. Verletzt man aber etwas seitlich den Zwischenhirnboden hinter dem Eintritt des Augennervs oder den Hypophysenstiel, so ist der Sehvorgang ungestört, aber der Farbwechsel auf Sehreize erloschen.

XIII. Hormone bei wirbellosen Tieren

Über die innere Sekretion bei Wirbeltieren ist in neuerer Zeit viel gearbeitet worden, so daß sich der Abstand unseres Wissens über die Hormone der Wirbellosen im Vergleich zu den Hormonen der Wirbeltiere doch etwas verringert hat. Dazu kommt, daß die Verhältnisse bei den wirbellosen Tieren im allgemeinen wesentlich einfacher liegen. Ich sagte (S. 9), „daß die Erzeugung von Hormonen in *Nervenzellen* sehr alt ist und bei den wirbellosen Tieren eine beherrschende Rolle spielt."

So ist schon bei dem Süßwasserpolyp *Hydra* Neurosekretion nachgewiesen. Im Nervennetz seines Mundkegels befinden sich neben „normalen" Nervenzellen solche, die im Zellkörper und in bläschenartigen Erweiterungen ihrer Zellausläufer färbbare Sekrete aufweisen; sie werden in die Bindegewebsschicht zwischen Haut- und Darmwand entleert.

Wenn man bedenkt, daß jede Nervenzelle Reizüberträgersubstanzen an den Zellenden ausscheidet und daß diese Überträgerstoffe z. B. bei den adrenergischen Neuronen des Eingeweidesystems mit dem Hormon Noradrenalin des Nebennierenmarks identisch sind, so ist diese so ursprüngliche Verquickung nervaler und hormonaler Regulation der Körperfunktionen durch das ZNS verständlich. Es ist gewissermaßen eine Teilung der Aufgaben des Nervensystems in der Beherrschung einmal rascher, spezifischer, energiefordernder und andererseits der langsamen, unspezifischen, aber ohne großen Energieverlust lange dauernden Anpassungsreaktionen des Körpers auf innere und äußere Reize.

Es ist auch verständlich, daß die Wirkung der Neurohormone zunächst einfach, d. h. direkt auf die ansprechenden Zielorgane erfolgt und daß dann langsam der Wirkmechanismus verfeinert und komplexer wird, bis er seine höchste Ausbildung bei den Wirbeltieren erreicht.

So sind bei den niederen und höheren Würmern, Echinodermen und Mollusken mit Ausnahme der Tintenfische (Cephalopoden) zwar überall neurosekretorische Zellen im Gehirn bzw. ZNS mit hormonaler Wirkung auf Regeneration, Wachstum, Fortpflanzung usw. nachgewiesen, doch sind bisher außerhalb des ZNS innersekretorische Drüsen kaum je aufgefunden worden. Erst bei Cephalopoden, Crustaceen und Insekten finden sich innersekretorische Drüsen, die zwischen Gehirn und reagierenden Organen eingeschaltet, auf die Anregungswirkung der Neurohormone ihrerseits mit eignen Hormonen auf die Zielorgane einwirken.

So finden sich bei den *Tintenfischen* an den Augenstielen rundliche, aus Haupt- und Bindegewebszellen bestehende Drüsen, deren Sekret die Geschlechtsreifung fördert und deren Entfernung die Entwicklung der Gonaden zum Stillstand bringt. Überproduktion des Hormons mit einsetzender Frühreife tritt bei

Isolierung der Augendrüse ein, sie wird durch das Gehirn durch nervale Hemmungsimpulse verhindert. Die Augendrüse ist also ein unter der Kontrolle des Gehirns stehendes innersekretorisches Organ, das ein typisches gonadotropes Hormon erzeugt.

Als zweites innersekretorisches Organ wird eine an den Kiemen liegende Hormondrüse gedeutet und es werden ihr mit einiger

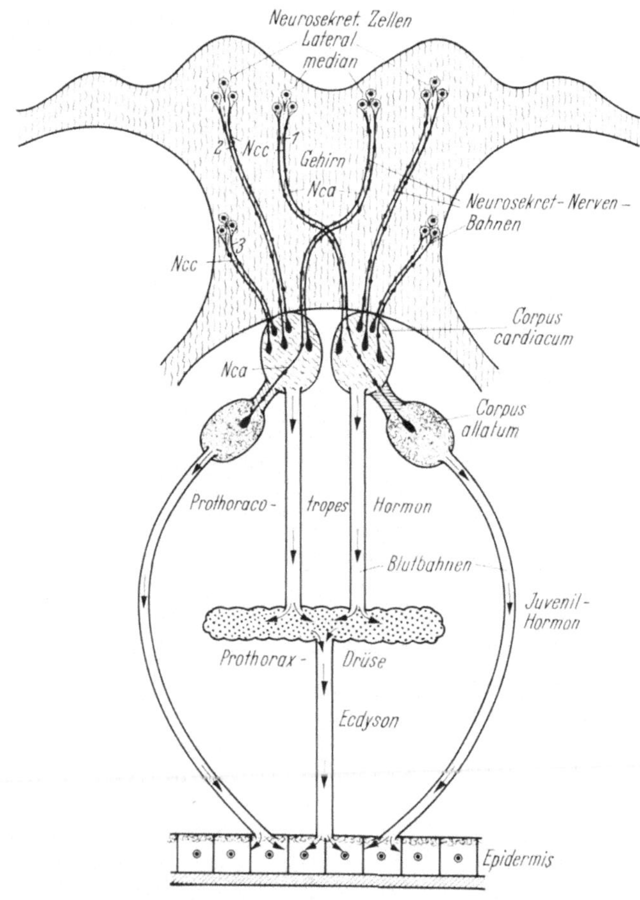

Abb. 34. Schema der Zusammenarbeit von Gehirn und innersekretorischen Drüsen bei Schmetterlingen. *Ncc* und *Nca* Nerven, die vom Gehirn zum Corpus cardiacum und Corpus allatum ziehen.

Wahrscheinlichkeit Funktionen zugeschrieben, wie sie der Nebennierenrinde der Wirbeltiere zukommen.

Ein hoch entwickeltes innersekretorisches System, das mit dem der Wirbeltiere verglichen werden kann, besitzen die *Krebse* und die *Insekten.* Sie sind zugleich auch am besten auf ihr innersekretorisches System untersucht. Dabei bestehen zwischen den Krebsen (und zwar den Malakostraken, den höheren Krebsen) und den Insekten zwar im Prinzip große Übereinstimmungen, doch im einzelnen auch wieder viele Verschiedenheiten.

Beginnen wir mit den *Insekten,* da bei ihnen die Hormonerforschung der Wirbellosen die ersten großen Erfolge gehabt hat. Die Insekten besitzen wie alle bisher untersuchten Tiere neurosekretorische Zellen, die in den verschiedenen Hirnteilen wie auch im Bauchmark gefunden werden können.

Besonders wichtig erscheinen 2 mittlere und 2 seitliche Kerne neurosekretorischer Zellen im Protocerebrum, die ihr Sekret längs der Achse ihrer Nervenfasern zu einem Stapelorgan hinter dem Gehirn, oberhalb des Darmes, den „corpora cardiaca" ableiten; aus diesen gelangt es durch das Blut an eine Prothoraxdrüse, welche ihrerseits ein chemisch analysiertes Häutungshormon „Ecdyson" (ecdysis gr. herauskriechen) ausschüttet. (Ob die Corpora cardiaca daneben noch eigene Wirkstoffe ausscheiden, ist fraglich). Zu gleicher Zeit werden die ebenfalls direkt innervrieten hinter den Corpora cardiaca liegenden innersekretorischen „Corpora allata" aktiv und sondern ein sogenanntes „Juvenilhormon" ab, das zunächst den Übergang vom Larven- zum Puppenstadium verhindert. Dabei kommt es auf das Mengenverhältnis Ecdyson – Juvenilhormon an. Ist viel Juvenilhormon ausgeschüttet, bleibt es bei Larvalhäutungen, wird seine Menge geringer, kommt es zur Puppenhäutung, und fällt es praktisch ganz weg, entsteht das fertige Insekt, die Imago. Analysiert wurden diese komplexen Vorgänge durch Im- und Explantation der innersekretorischen Drüsen sowie ihrer Extrakte, im Verein mit Abschnürungsversuchen einzelner Körperpartien, da bei Insekten auch isolierte Teile des Körpers lange genug reaktionsfähig bleiben, um die Hormonwirkungen erkennen zu lassen. Als Beispiel sei die Implantation eines Gehirns bzw. eines nur das thoracotrope Hormon (Abb. 35) enthaltenden Gehirnextraktes in die abgeschnürten Brust- und Abdominalteile

einer Schmetterlingsschwärmerraupe angeführt. In der Brust
stimuliert das thoracotrope Hormon die Prothoraxdrüse zur Abscheidung von Ecdyson, welches eine Häutung der Brustpartie
bewirkt; durch das Fehlen des Corpora allata-Hormons wird
sie zur Puppenhäutung. In der Abdominalregion erfolgt keine

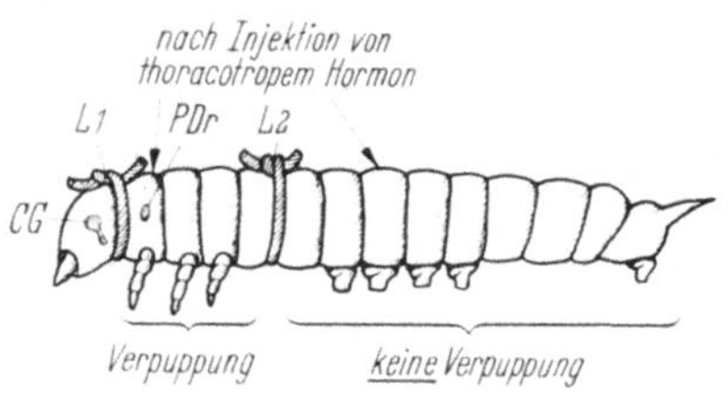

Abb. 35 etwas verändert nach *Highnam* und *Hill* 1969
Abschnürungsversuch: Isolierung der Brustzone und des Abdomens unter
Zusatz von thoracotropem Hormon des Gehirns.
CG Cerebralganglion; *Pdr* Prothoraxdrüse; L_1 und L_2 1. und 2. Ligatur

Häutung, da das Ecdyson des Brustteiles durch die Ligatur
nicht ins Abdomen gelangt.

Die Regelung von Häutung, Wachstum und Entwicklung der
Insekten ist, bedingt durch das starre Chitinaußenskelett, das bei
jedem Körperwachstumsprozeß jeweils erst abgeworfen werden
muß, ein recht komplexer Vorgang. Daß darüber hinaus die
Umwandlung einer Larve über das Puppenstadium zum fertigen
Insekt, bei der die meisten Gewebe umgeschmolzen werden
müssen, einen vielschichtigen Regulationsmechanismus voraus-
setzt, ist leicht einzusehen, und es wird verständlich, daß hier das
Zusammenspiel der Häutungs- und Entwicklungshormone in
seiner Differenzierheit durchaus mit dem der Hypophyse der
Wirbeltiere und ihren untergeordneten innersekretorischen Drüsen
verglichen werden kann.

Die *Krebse* haben zwar nicht so komplizierte Entwicklungs-
phasen wie z. B. das Puppenstadium der holometabolen (holos
ganz, metabole Umwandlung gr.) Insekten, aber auch sie müssen
bei jedem Wachstumsvergang ihre starre Außenhaut abwerfen,
sind also in ihrer Entwicklung denselben Schwierigkeiten ausgesetzt wie die Insekten.

126

Dazu kommt, daß die höheren Krebse (Malakostraken ostracon gr. Panzer, malakos weich, alte Bezeichnung im Gegensatz zur harten Schale der Schnecken) größere Körpermasse erreichen und vor allem die erwachsenen Tiere im allgemeinen viel länger leben als adulte Insekten; daher erscheint im ganzen ihr innersekretorisches System komplexer als bei den kurzlebigen Insekten.

Bei den Krebsen sind die innersekretorischen Zellen im ganzen Nervensystem verteilt, und es lassen sich mehr neurosekretorische

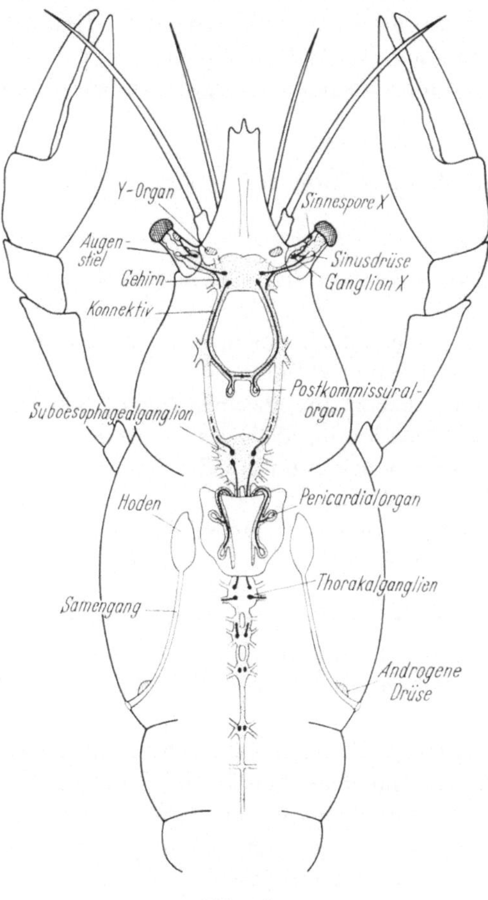

Abb. 36

Zellkomplexe erkennen als bei den Insekten. Die wesentlichsten davon sind im Augenstiel der Malakostraken ein mehrteiliges „X-Organ", dessen Sekret zu einer am Stiel liegenden hormonstapelnden „Sinusdrüse" fließt, ein paariges „Postcommissuralorgan" und ein „Pericardialorgan", ferner die innersekretorischen Drüsen „Y-Organ" im Kopf und „Androgene Drüse" am Vas deferens des Hodens (Abb. 36).

Häutung und Entwicklung werden hormonal im Prinzip wie bei den Insekten gesteuert. Gehirn bzw. das X-Organ des Gehirns sondern ein Häutungshormon ab, das in der Sinusdrüse gestapelt und abgegeben auf das Y-Organ einwirkt, welches das eigentliche Häutungshormon absondert. Vergleichen wir dieses Verhalten mit dem der Insekten:

Insekten

Gehirn Neurohorm. – Corp. card. – thoracotrop. H. – Prothoraxde.

Häutung

Krebse

Gehirn X-Organ, – Sinusdrüse. – Hemmungshormon. – Y-Organ.

Häutung

Im ganzen gesehen doch eine überraschende Übereinstimmung für Tiere, deren Entwicklungswege sich vor über 300 Millionen Jahren getrennt haben. Im einzelnen freilich besteht ein wesentlicher Unterschied darin, daß das thoracotrope Hormon die Prothoraxdrüse zur Sekretion des Ecdysons anregt, während das Sinusdrüsenhormon eine hemmende Wirkung auf das Y-Organ ausübt. Das Y-Hormon ist dann wieder dem Häutungshormon der Insekten ganz ähnlich.

Chemie der Arthropoden-Häutungshormone

25 mg des Häutungshormons *Ecdyson* der Insekten wurden 1954 von *Butenandt* und *Karlson* kristallin aus 500 kg Seidenspinnerraupen dargestellt. 10 Jahre später wurde aus 1000 kg Puppen die Konstitutionsformel endgültig ermittelt. Es ist ein dem Cholesterin sehr ähnliches Steroid und damit auch den Steroidhormonen der Wirbeltiere verwandt. Es wurde dann noch ein zweites Hormon, das sich vom Ecdyson durch eine zusätzliche OH-Gruppe am C_{20} unterscheidet, als β-Ecdyson aus Seidenspinnerpuppen isoliert. Beide Hormone α und β sind in wechseln-

dem Mengenverhältnis auch bei anderen Insekten gefunden worden. Die Erkenntnis, daß Ecdyson bei Crustazeen Häutung beschleunigen und Krebsextrakte bei Insekten wirksam sein können, führte zur Isolierung eines *„Crustecdysons"*, das dem β-Ecdyson der Insekten gleich ist; dazu wurde auch hier ein zweites *„Desoxycrustecdyson"* gefunden.

Die Häutung auslösenden Hormone der Insekten und Krebse sind also im wesentlichen einander gleich.

Von den übrigen die Häutung und Entwicklung beeinflussenden Hormonen ist das *Juvenilhormon* der corpora allata der Insekten chemisch in seiner Zusammensetzung analysiert. Es ist ein „Methyl 10, 11-epoxy 7-aethyl-3,11-dimethyl-2,6-trideca-dienoat", doch gibt es noch andre Stoffe mit Häutungswirksamkeit, die zum Teil in Pflanzen enthalten sind. So wurden Wanzen, die mit Handtüchern in Berührung kamen, die aus Balsamtanne hergestellt waren, nicht geschlechtsreif und machten überzählige Larvenhäutungen durch. Der der Balsamtanne entstammende Wirkstoff wurde als „paper factor" bezeichnet und seine Verwendung zur biologischen Schädlingsbekämpfung erwogen.

Weitere Hormone der Insekten

Es gibt Anzeichen und Beweise dafür, daß noch eine ganze Reihe körperlicher Funktionen der Insekten hormonal beeinflußt oder bedingt werden: so unter anderem Diapause, Diurese, Peristaltik, Blutzucker und Farbwechsel. Unter „Diapause" der Insekten versteht man Ruhepausen der Entwicklung, Perioden des Absinkens des Stoffwechsels zum Überstehen ungünstiger Jahreszeiten im Winter oder im trockenen Sommer. Dabei muß zwischen Ei- und Postembryonaldiapausen unterschieden werden, denn nur Ruhezeiten der sich im Mutterleib entwickelnden Eier werden durch ein Hemmungshormon des Subösophagealganglions verursacht, während die postembryonalen Ruhezeiten lediglich durch das Fehlen der Häutungshormone (thoracotropes Hormon und Ecdyson) bedingt sind.

Diurese- oder *harnfördernde* Neurohormone sind bei der blutsaugenden Wanze (*Rhodnius prolixus*), die auf einmal viel Flüssigkeit aufnimmt, aber auch bei Heuschrecken und Schaben als Gegenspieler gegen die Wasseraufnahme des Enddarms der Insekten gefunden worden. Auch *Herzschlag, Darmperistaltik* und *Blutzuckergehalt* können durch Extrakte der Corpora cardiaca hormonal beeinflußt werden.

Auch der *Farbwechsel* der Insekten wird hormonal beherrscht, doch möchte ich ihn erst gemeinsam mit dem der Krebse besprechen.

Nur auf ein Gebiet muß ich noch kurz eingehen, von dem man bisher glaubte, daß es bei den Insekten, abgesehen von einer nachgewiesenen gonadotropen Wirkung der Neurohormone des Gehirns und der Corpora allata auf die Reifung der Eier, nicht hormonal beeinflußt wird. Es ist das Gebiet der sexuellen Reproduktion, der Geschlechtsbestimmung und *Sexualhormone.* Die Insekten sind im allgemeinen bisexuell, d. h. in männliche und weibliche Tiere gesondert, deren Geschlecht genetisch chromosomatisch vollkommen fixiert wird (s. S. 66). Während z. B. bei den Wirbeltieren die sekundären Geschlechtsmerkmale hormonal durch die Sexualhormone bestimmt werden, hat man bisher bei Insekten eine solche hormonale Beeinflussung nicht feststellen können. Neuerdings ist dies aber beim Leuchtkäferchen (Lampyris noctiluca) als bisher einzige Ausnahme gefunden worden. Und zwar wird hier nicht nur die Ausbildung der sekundären Geschlechtscharaktere, sondern sogar die des Geschlechts selber hormonal durch das Sekret einer am Hoden liegenden „androgenen Drüse" beeinflußt. Transplantationen dieser androgenen Drüse mit dem Hoden einer männlichen Larve in eine junge weibliche bedingt Umwandlung zum männlichen Käfer, Transplantation eines Ovars in männliche Larven bleibt dagegen ohne Einfluß.

Krebse

Dieses für Insekten isolierte Vorkommen einer das Geschlecht bestimmenden androgenen Drüse bei *Lampyris* ist bei Krebsen die Regel. Junge Krebse besitzen in beiden Geschlechtern vasa deferentia (Hodenausführgänge) mit einer anliegenden androgenen Drüse, die sich beim genetischen Weibchen nicht weiter entwickelt, während sie beim Männchen anwächst und Hormone ins Blut abgibt, die die Entwicklung des Hodens und der männlichen Geschlechtscharaktere fördert. Wird bei einem Flohkrebs (*Orchestia*) die androgenen Drüse entfernt, so wird der Hoden weiblich umgewandelt, und umgekehrt: wird die entnommene androgene Drüse in eine weibliche Larve eingesetzt, so wird sie zum Männchen mit Hoden und accessorischen Geschlechtsmerkmalen, während Implantation eines Hodens keine Wirkung hat. Auch Extrakte der androgenen Drüse sind wirksam. Aber auch das Ovar scheint Sexualhormone zu sezernieren, da implantierte

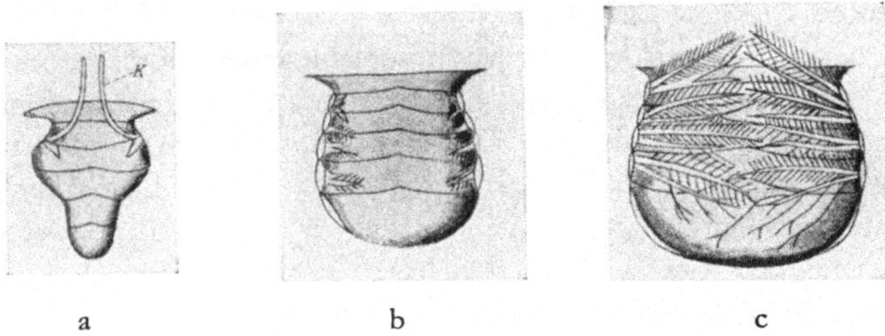

a   b   c

Abb. 37a—c. Die Krabbe Inachus. a Hinterleib des Männchens von unten (K = Kopulationsorgan); b Hinterleib eines von Schmarotzern befallenen Männchens mit weiblichen Anhängen, von unten; c Hinterleib des Weibchens mit behaarten Spaltfüßen, von unten. (Nach *Smith*)

Eierstöcke in männlichen Tieren, denen die androgenen Drüsen entfernt wurden, Brustplattenbildungen erzeugten, wie sie weiblichen Tieren zukommen.

Die ersten Nachweise des Vorhandenseins von Geschlechtshormonen bei den Krebsen stammen von Beobachtungen parasitärer Umbildung des Hinterleibs männlicher Krabben (*Inachus*) in weiblicher Richtung durch den Befall mit dem Schmarotzer „Sacculina" (ein parasitärer Rankenfüßler, der zu den Kleinkrebsen gehört). Diese Schmarotzer durchsetzen mit Saugröhren mehr oder minder den Körper der Krabben und entziehen dem Blut Hormon der androgenen Drüse, so daß eine partielle Geschlechtsumkehr eintritt, von der sowohl der Hoden wie die accessorischen Geschlechtsmerkmale betroffen werden (Abb. 37). Aus allem bisher Bekanntem ergibt sich, daß im Gegensatz zu den Insekten Geschlechtsdimorphismus und Geschlechtsreife der Krebse weitgehend hormonal gesteuert ist. In diese hormonale Steuerung greift schließlich auch das Häutungs- und Entwicklungssystem X-Organ, Sinusdrüse, Häutungshormon, Crust-

131

ecdyson insofern ein, als Häutung und Wachstum und Gonaden-
aktivität einander auszuschließen scheinen. So bedingt die Entfernung des Augenstiels mit dem X-Organ verfrühte Eireifung
bei Garneelen, die durch Implantation der Augenstielextrakte
wieder behoben werden kann.

Die Regulation des *Farbwechsels der Krebse* ist differenzierter als
die der Insekten oder der niederen Wirbeltiere. Dies ist vor allem
dadurch bedingt, daß die Farbzellen hier mono-, di- und sogar
polychrom sein, also Farbteilchen verschiedener Art beherbergen
können. Dadurch wird, da die einzelnen Farbteilchen oft verschieden beeinflußt werden, eine Reihe von farbwechselwirksamen
Hormonen benötigt. Dazu kommt, daß mitunter die Farbzellen
einzelner Körperregionen verschieden reagieren. Eine weitere
Schwierigkeit bei der Untersuchung des Farbwechsels „der"
Krebse liegt in der Tatsache oft unterschiedlichens Verhaltens
der verschiedenen Ordnungen und Unterordnungen.

So bedingt bei den Garneelen Entfernung des Augenstiels
Verdunklung (Garneelentyp), bei den Krabben Aufhellung
(Krabbentyp). In allen untersuchten Fällen sind es Neurohormone
des ZNS, die in wechselnder Weise den Farbwechsel der Krebse
beherrschen. Als gut untersuchtes Objekt sei als Beispiel die
Regulation des schwarzen Pigments bei der Garneele *Crangon
crangon* angeführt. Hier sind vor allem 4 Neurohormone, 2 des
Augenstiels und 2 des Postcommissuralorgans am Tritocerebrum
aktiv.

Die farbwechselwirksamen Extrakte, sowohl vom Augenstiel
wie vom Postcommissuralorgan lassen sich in eine alkohollösliche
und eine alkoholunlösliche Fraktion trennen. Die alkohollöslichen
hellen durch Konzentration der Melanophoren Kopf und Rumpf
(Cephalothorax) auf, von den alkoholunlöslichen hellt der Extrakt
des Augenstiels Cephalothorax und Schwanz, also total auf,
während der des Postcommissuralorgans total verdunkelt.

Also:

Augenstiel alkohollösliche Extrakt = Aufhellung Cephalothorax
    „   „   unlösliche   „   = totale Aufhellung
Postcommiss. Org. alkohollösl. „   = Aufhellung Cephalothorax
    „   „   unlösliche   „   = totale Verdunklung

Bei anderen Garneelen hat man Neurohormone gefunden, welche die roten Farbzellen expandieren und konzentrieren. Im ganzen ergibt sich für den Farbwechsel der Krebse das Bild eines höchst komplexen Geschehens, dessen Analyse noch dadurch erschwert wird, daß seine Regelung keine einheitliche ist, sondern mannigfach variiert zu sein scheint.

Der Farbwechsel der Insekten ist im Vergleich dazu recht einfach. Einmal besitzen die Insekten mit wenigen Ausnahmen (*Chaoborus* – Larven) keine Chromatophoren wie die Krebse und die niederen Wirbeltiere, zum anderen ist bei ihnen der Vorgang der Färbungsveränderung oft als Schutzfärbung in Anpassung an die Umwelt ein langsamer Wachstums- und Entwicklungsprozeß, der meist erst nach einer erfolgten Häutung sichtbar wird.

Als Beispiele raschen Farbwechsels bei Insekten seien die Stabheuschrecken und die Mückenlarve *Chaoborus* (= *Corethra*) erwähnt. Die Mückenlarve besitzt an ihren Schwimmblasen Chromatophoren, die sich unter der Wirkung antagonistischer Neurohormone C und D des Nervensystems, besonders des Gehirns, zusammenziehen und ausdehnen. Ähnlich werden bei den Stabheuschrecken im Gehirn Verdunklungs- und Aufhellungshormone gebildet, welche, da die Stabheuschrecken keine isolierten Farbzellen besitzen, eine Wanderung des Pigments der Haut an die Oberfläche = Verdunklung oder in die Tiefe = Aufhellung bewirken. Im Gegensatz zu diesen seltnen Ausnahmen des raschen Farbwechsels ist eine langsame Anpassung an den Untergrund bei den Insekten häufig. Dies geschieht durch Ausbildung entsprechender Farbteilchen in der Haut, aber auch hier sind farbwechselwirksame Neurohormone tätig. Bei Heuschrecken handelt es sich um Hormone der Corpora allata, bei den Schmetterlingen um Hormone des Prothorakalganglions. Dabei erfolgt die Anpassung an den Untergrund durch Lichtreize über das Auge, die bei der besonders häufigen Schutzfärbung der Puppe noch im Raupenstadium des Tieres das Gehirn treffen.

XIV. Hormonartige Stoffe

Nicht in innersekretorischen Drüsen gebildete „Gewebshormone".

Neben die Hormone der innersekretorischen Drüsen der Wirbeltiere und der höchst entwickelten Wirbellosen und neben die allgemein verbreiteten und ursprünglicheren Neurohormone und deren Zusammenspiel sind noch andere Wirkstoffe, wie das Seite 2 behandelte „Sekretin" zu stellen, die ihrer Wirkung nach zu den Hormonen gerechnet werden, die aber nicht in innersekretorischen Drüsen, sondern in nicht deutlich abgegrenzten Gewebspartien gebildet werden. Man hat sie daher als „Gewebshormone" bezeichnet. Sie sind vor allem im Magen-Darm-Extrakt, dem „Gastro-Intestinal-System" zur Regelung der Verdauung von Bedeutung.

Wenn auch die eigentliche Steuerung der Verdauungsvorgänge vom Eingeweidenervensystem beherrscht wird, so greift doch an verschiedenen Stellen das hormonale System unterstützend und ablösend ein. Das eine Mal geschieht dies im Magen, wenn nach anfänglicher nervöser Magensaftproduktion durch Extraktstoffe der Nahrung ein Reizstoff „Gastrin" im Pylorus, dem Endteil des Magens, freigesetzt wird. Gastrin ähnelt in seiner Wirkung dem Histamin, ist aber ein Protein und daher chemisch nicht mit ihm verwandt. Es gelangt durch das Blut an die anderen Magenteile und regt dort die Magensaftsekretion an. Dadurch kann die Menge der Verdauungsfermente der Menge der zu verarbeitenden Nahrung, vor allem des Fleisches angepaßt werden.

Das zweite Mal aber geschieht es, wie schon ganz am Anfang geschildert, wenn die Speisen vom Magen in den Dünndarm gelangen. Da im Dünndarm überschüssige Säure die Verdauung behindert, darf der saure Mageninhalt nur in kleinen Portionen in den Darm gelangen. Dafür ist dadurch gesorgt, daß jeweils nach Übertritt von etwas Speisesaft in den Dünndarm der Ringmuskel am Magenausgang sich schließt. Zweitens ist es nötig, daß dieser saure Speisesaft möglichst bald alkalisiert und von den Verdauungsfermenten des Dünndarms verarbeitet wird. Dies aber geschieht so, daß durch die mit dem Speisebrei übergetretene Salzsäure die Darmschleimhaut angeregt wird, einen Reizstoff, das „*Sekretin*", ein hochmolekulares Polypeptid (cc 5000) dessen

Aminosäurekomponenten bekannt sind, ins Blut abzusondern. Das Sekretin kommt dann auf dem Blutweg zur Bauchspeicheldrüse und zur Leber und veranlaßt sie, vor allem Wasser und Alkali abzugeben, wodurch die Dünndarmfermente zur Arbeit fähig werden. Ein Gewebshormon, das „Sekretin“, schaltet sich damit aber in ausschlaggebender Weise in die nervöse Regelung der Verdauungsdrüsen ein. Weitere Gewebshormone des Darmsystems sind das „*Cholecystokinin*“, das durch Kontraktion der Gallenblasenmuskulatur Gallensekretion bewirkt, da „*Pancreomycin*“, das ein Anreger der Pancreasfermenttätigkeit ist, das „*Enterokinin*“ und das „*Villikinin*“, das die Bewegung der Dünndarmzotten beeinflußt. Von den übrigen Organen ist einmal die Bauchspeicheldrüse anzuführen, deren Wirkstoff „*Kallicrein*“ den Blutdruck zu beeinflussen scheint, dann das „Angiostenin“ der Niere (S. 115) sowie das Herzhormon „*Automatin*“, das für die Selbsterregung, den Automatismus des Herzschlags, sorgt. Das Herz der niederen Wirbeltiere schlägt bekanntlich noch lange, nachdem man es aus dem Körper genommen hat und zwar unter dem Einfluß eines Erregungsstoffes, der im Herzen selber gebildet wird.

Aber auch *Acetylcholin* und *Noradrenalin* sind zu erwähnen, sie werden von den Nervenenden der Eingeweidenerven, die den Herzschlag regulieren, in so großen Mengen ausgeschieden, daß sie wie Hormone in das Spülwasser eines explantierten Herzens übergehen und so ein weiteres ungereiztes Herz in seiner Pulsfolge beeinflussen können.

Pheromone

In den früheren Auflagen dieses Büchleins beschrieb ich den Fall der Geschlechtsbestimmung des zu den Echiuriden gezählten Meerwurmes „Bonellia“, bei dem ein Wirkstoff des Rüssels der weiblichen Tiere männchenbestimmend wirkt. Die Bonellia ist ein merkwürdiges Tier (Abb. 38). Während das Weibchen einen pflaumengroßen Körper und einen meterlangen Rüssel besitzt, wird das Männchen nur millimetergroß und schmarotzt im Uterus des Weibchens. Die jungen Larven sind zunächst alle gleich; kommen aber die frei schwimmenden Larven an den Rüssel eines Weibchens, so saugen sie sich daran fest und bleiben etwa 3 Tage daran sitzen. Danach lösen sie sich ab und werden in kurzer Zeit

zu den kleinen Männchen, während Larven, die sich nicht an einen
Rüssel der Weibchen festgesaugt haben, zu weiblichen Tieren
werden. Bei vorzeitiger, gewaltsamer Ablösung der Larven
werden sie zu Zwittern. Auch Rüsselextrakte wirken noch
männchendeterminierend.

Hier wird also im Rüssel der Weibchen ein Wirkstoff entwickelt,
der auf den Partner, nicht auf den eignen Organismus einwirkt.
Solche Stoffe, die Entwicklung und Gestalt oder auch Verhalten
eines anderen beeinflussen, nennt man heute *Ektohormone* oder
Pheromone.

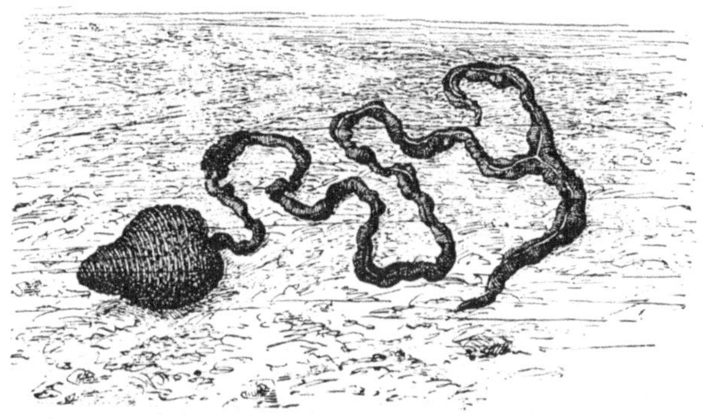

Abb. 38a. Bonellia viridis. Weibchen von Bonellia etwa $^1/_2$ nat. Größe.
(Aus *Hesse*)

Zu den Pheromonen, die besonders bei staatenbildenden Tieren
häufig sind, da hier das Verhalten der Partner besonders geregelt
werden muß, gehören einmal im Bienenstaat die dem Futter der
Königin beigesetzten Wirkstoffe, welche die Entwicklung ihrer
Geschlechtsreife fördern, während die Arbeiterinnen unreife Eierstöcke behalten; besonders aber gehört dazu die sogenannte
„Königinsubstanz“, die aus Abdominal- wie aus Kopfdrüsen der
Königin abgesondert, von Arbeiterinnen abgeleckt und im Stock
verbreitet die Entwicklung der Arbeiterinnen zu vollreifen
Weibchen verhindert. Fehlt dieser Stoff durch Wegnahme oder
Tod der Königin, so versuchen die Arbeiterinnen Ersatzköni-
ginnen aus Larven heranzuziehen, indem sie Weiselzellen bauen
und der Larvennahrung Wirkstoffe beifügen. Aber auch bei

136

Arbeiterinnen können durch Aufnahme solcher Wirkstoffe die Geschlechtsorgane reifen. Sie können dann Eier legen, die aber, da unbefruchtet, sich zu Drohnen entwickeln (Drohnenbrütigkeit).

Auch im Termitenstaat findet ähnliches statt. Hier kommt noch dazu, daß der Termitenstaat vielgliedriger ist und daß durch verschiedene Fütterung für die Ausbildung zu Geschlechtstieren,

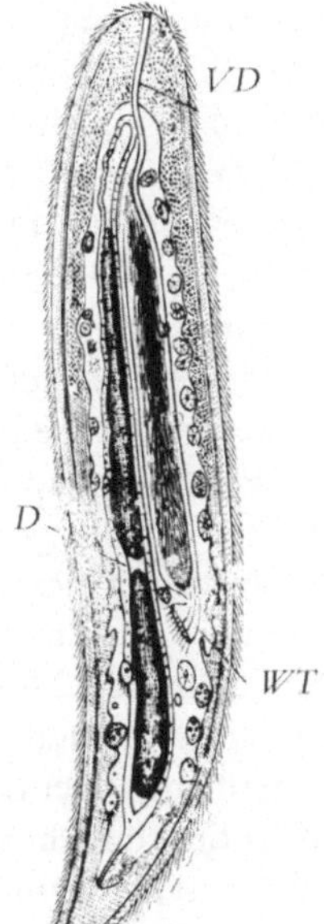

Abb. 38b. Männchen von Bonellia 50fach vergrößert. *VD* Vorderdarm, *D* Darm, *WT* Niere (Wimpertrichter). (Nach *Spengel*)

Soldaten und Arbeitern verschiedener Größe gesorgt werden muß. Hier sind also Pheromone in außerordentlichem Maße als Organisationsmittel beteiligt.

In weiterm Sinne werden mitunter die sogenannten Warn-, Alarm-, Schreck- oder Lockstoffe der Insekten und andrer schwarm- oder staatenbildenden Tiere als Ektohormone bezeichnet.

XV. Hormone und Vitamine

Außer den hormonartigen Substanzen gibt es noch eine ganze Gruppe von Stoffen, die in ihrer Wirkungsweise im Körper den Hormonen nahestehen, so daß auch hier eine scharfe Trennung kaum möglich ist. Es sind die allgemein bekannten „Vitamine", ursprünglich definiert als organische Stoffe, die in den Pflanzen bereitet werden, in den Tierkörper mit der Nahrung eingehen und dann in kleinsten Mengen ihre spezifische Wirkung ausüben. Stoffe, die lebenswichtig sind, da Ausfall und Mangel die Ursache von ganz bestimmten Krankheiten, den „Avitaminosen", bilden, die vielfach mit einer Störung der innersekretorischen Drüsentätigkeit verknüpft sind. Die Wirkungsweise der Vitamine im Tierkörper ist damit von der der Hormone kaum zu trennen, auch sie sind Reizstoffe, die in kleinsten Mengen – und zwar mitunter in solchen, die der der Hormone völlig entsprechen – ihre lebenswichtige Rolle spielen, und man hat daher das Hauptunterscheidungsmerkmal darin gesucht, daß die Hormone körpereigne Stoffe sind, während die Vitamine mit der Nahrung dem Tierkörper zugeführt werden müssen. Aber auch diese Unterscheidung ist nicht immer klar durchzuführen. So besteht einmal die Möglichkeit, daß Vitamine gar nicht in wirksamen Zustand, sondern als Vorstufen in der Nahrung aufgenommen werden. So wird z. B. das Wachstumsvitamin A als pflanzliches „Karotin" aufgenommen und erst in der Leber der meisten Tiere und Menschen zum wirksamen Vitamin A umgewandelt, während andre Tiere, die in der Nahrung fertiges Vitamin A aufnehmen, diese Fähigkeit nicht mehr zeigen. Zum anderen wird das Vitamin D, das als Mitspieler der Nebenschilddrüse für den Kalkstoffwechsel zu sorgen hat, ja in der Haut von Mensch und Tier unter der Wirkung ultravioletter Strahlen der Sonne und künstlicher Bestrahlung überhaupt erst gebildet und aufgebaut. Man müßte darnach die Vitamine im Gegensatz zu den Hormonen als „Reizstoffe" bezeichnen, die entweder selbst oder als Vorstufe in der Nahrung aufgenommen werden müssen oder die oft erst unter der Wirkung äußerer Einflüsse (ultraviolettes Licht) im Körper gebildet werden können, deren Wirkung dann aber ähnlich der der Hormone schon in kleinsten Mengen zu lebenswichtigen Aufgaben ausreicht. Bei dieser Wirkung der Vitamine ist noch eines bemerkenswert, das sie in Beziehung zu den Hormonen bringt, nämlich daß sie vielfach als Mit- oder Gegenspieler für ganz bestimmte innersekretorische Drüsen und Hormone zu gelten haben; so hat das Vitamin D Beziehung zur Nebenschilddrüse und zum Kalkstoffwechsel, das Vitamin E wird als „Antisterilitäts-" oder Fruchtbarkeitsvitamin bezeichnet und fördert die Tätigkeit der Keimdrüsen, vielleicht sogar die des Hypophysenvorderlappens. Beziehungen zu den Hormonen sind also genug da, immerhin wird man ihre wesentlich andre Herkunft und Entstehung als genügendes Unterscheidungsmittel festhalten müssen.

Aber es gibt auch hier Übergänge. Dies gilt z. B. für das Vitamin C. Einzelne Tiere besitzen nämlich die Fähigkeit, das Vitamin in ihrem Körper selbständig aufzubauen, für sie ist es also kein Vitamin, sondern ein hormonartiger Stoff während anderen, unter ihnen auch den Menschen, diese Fähigkeit abgeht. Es kommt also vor, daß ein und derselbe Stoff, bei einem Tier als „Hormon", bei einem anderen als typisches „Vitamin" gelten kann.

XVI. Pflanzen

Die Pflanze hat nicht die Möglichkeit, durch ein Zentralnervensystem die Teile dem Ganzen unterzuordnen, durch Nervenimpulse den Körper zu einer Einheit zusammenzufassen; es ist daher eigentlich zu erwarten, daß hier von der zweiten Möglichkeit der Regelung, der „humoralen Reizübertragung durch Reizstoffe", weitgehend Gebrauch gemacht werden müßte. Denn wie könnte sonst anders ein pflanzlicher Organismus, die Lebenseinheit eines Baumes oder einer Blütenpflanze entstehen? Irgend etwas muß doch dasein, das die Einzelteile wie Blatt, Stengel, Blüte, Wurzel zu einer Einheit, zu einem Pflanzenorganismus zusammenhält.

Das Problem wird dadurch nicht kleiner, daß die Einzelteile der Pflanze vielfach größere Selbständigkeit bewahren als die Organe höherer Tiere. Wir können auch bei den höheren Pflanzen Stecklingskultur treiben, d. h. durch Abtrennen von Teilen mit Knospen, also Vegetationspunkten, diese selbständig zu neuen Pflanzen werden lassen. Offensichtlich liegt in jeder Knospe eine Lebenseinheit, die abgetrennt mehr oder minder selbständig zu werden vermag und oft einer neuen Pflanze Ursprung wird. Die Abhängigkeit der Teile vom Ganzen ist lockerer, ist nicht so straff wie bei den höheren Tieren, die durch ihr Zentralnervensystem zu einem geschlossenen Ganzen zusammengefaßt werden, aber sie ist doch da, und es entsteht die Frage, wie kommt es, daß trotz der zahlreichen Sproßpunkte, der zahlreichen Lebenseinheiten einer höheren Pflanze, dennoch die Abhängigkeit der Teile, die einheitliche Gestalt, der einheitliche Pflanzenorganismus gewahrt bleibt?

Polarität

Eine leicht erkennbare Beziehung der Einzelteile zueinander ist z. B. die Tatsache der „Polarität", des Oben und Unten, daß eine Pflanze oben Blätter und Blüten und unten Wurzeln treibt. Bei der normalen Stecklingsvermehrung treibt ein Steckling, der oben eine

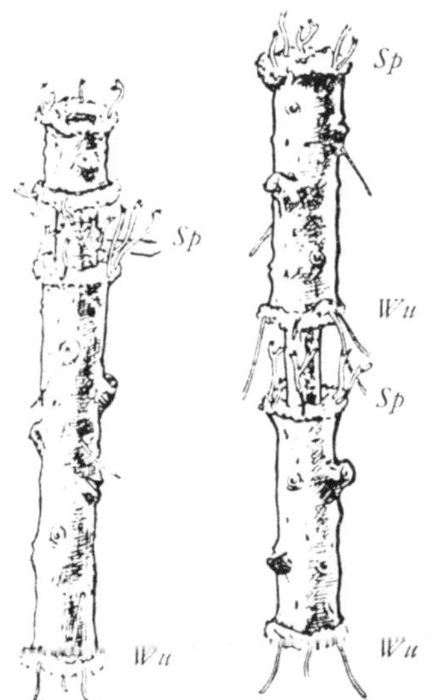

Abb. 39. Sproß- und Wurzelbildung bei geringelten Pappelstecklingen. (Nach *Fischnich* aus Söding)

Knospe, seinen Vegetationspunkt, trägt, unten Wurzeln, aber auch Stecklinge, die zweiseitig so abgeschnitten sind, daß sie keinen Vegetationspunkt mehr besitzen, können mitunter beiderseits neue Vegetationspunkte bilden und austreiben; auch dann wird aber nach unten eine Wurzel gebildet, auch dann ist also die Polarität erhalten. Aber mitunter können hier bei einigen Pflanzen doch Störungen auftreten, und zwar meist am Wurzelpol und offensichtlich in gewisser Abhängigkeit vom oberen Ende. Wenn sich der obere Sproßpol rasch entwickelt, verläuft alles normal; wird aber der Sproßpol in seiner Entwicklung gehemmt, dann kann es plötzlich zu Blattbildung am Wurzelpol kommen. Es scheint also vom Sproßvegetationspunkt eine richtende Kraft auszugehen, welche bedingt, daß aus dem abgetrennten Steckling eine Einheit, ein neuer Pflanzenorganismus entsteht. Solche richtenden Kräfte müssen hier wohl als chemische Stoffe, also Wirkstoffe aufgefaßt werden, die aus einem Sproßvegetationspunkt entstehen und dann von oben nach unten fortgeleitet, den unteren Pol zu einer sinngemäßen Entwicklung hintreiben. Es fragt sich, ob wir solche Stoffe als „Hormone" auffassen und evtl. nachweisen können. Hier können nur Versuche weiterführen. Betrachten wir einmal eine solche Versuchsreihe, die man an Wurzelstecklingen von Löwenzahn (*Taraxacum*) angestellt hat.

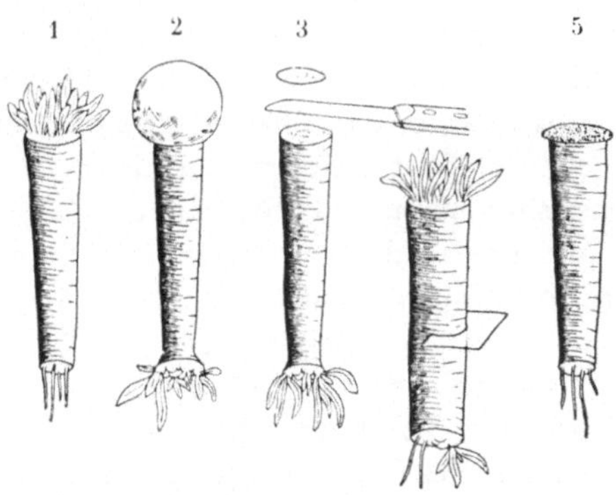

Abb. 40. Erklärung im Text. (Nach *Czaja*)

Abb. 40, 1. ist ein Steckling mit normaler Wurzelbildung, 2. ein Steckling ohne Vegetationspunkt, dessen Sproßfläche eingegipst und dadurch am Wachstum verhindert ist. An der unteren Fläche entsteht hier Wundgewebsbildung mit Höckern, aus diesen Sproßvegetationspunkte mit Blättern. 3 Die gleiche abnormale Bildung tritt ein, wenn die Sproßschnittfläche täglich abgetrennt und erneuert wird. 4 ist ein Steckling mit Sproßvegetationspunkt, aber er ist halbseitig abgeschirmt, unter der abgeschirmten Seite entstehen Blätter. 5 ist ein Steckling, auf dessen oberer Schnittfläche ein Gelatinestückchen aufgesetzt ist, das mit einem wirksamen Stoff aus dem Vegetationspunkt getränkt ist (dem Wuchsstoff Auxin), vergl. Abb. 42.

Die geschilderten Versuche erläutern am besten das bisher Gesagte. Versuch Nr. 4 zeigt, daß es sich offensichtlich um einen richtungswirksamen Stoff handeln muß, der von oben herabwandernd hier z. T. abgefangen wird und auf der abgeschirmten Seite nicht nach unten gelangen kann. Nr. 5 aber zeigt, daß man den hier offenbar wirksamen Stoff, den Wuchsstoff, hat in einem Agarstückchen auffangen können. Das aufgesetzte Stückchen mit dem wirksamen Prinzip ersetzt die natürliche Sproßspitze.

Auxin

Welcher ist dieser geheimnisvolle Stoff, der in Agar aufgefangen, den Sproßvegetationspunkt in seiner Wirkung auf den Wurzelpol hat ersetzen können? Man hat ihn Wuchsstoff oder *Auxin* (auxano = ich wachse) genannt, und zwar nach seiner augenfälligsten Wirkung, die ist, das Streckungswachstum der Pflanze zu regeln. Das Wachstum der Pflanze zerfällt nämlich in zwei verschiedene getrennte Teilgeschehen, einmal in die Zellteilung, die am Vegetationspunkt einsetzt, und dann in die Zellstreckung, die durch Wasseraufnahme und Längsstreckung der Zellen vor sich geht, und zwar gewöhnlich in einer schon etwas älteren Zone, die etwas tiefer zum Vegetationspunkt liegt. Das klassische Untersuchungsobjekt hierfür waren Graskeimlinge (von Hafer und Mais). Ein keimendes Haferkorn schiebt erst ein zylindrisches, oben geschlossenes hohles Organ, die Koleoptile, aus dem Samenkorn durch die Erde, dann erst bricht die erste Blattspitze durch, und damit hört das Wachstum der Koleoptile auf. Seit etwa 60 Jahren weiß man, daß das Wachstum der Koleoptile oder richtiger das Streckungswachstum abhängt von einem in der Spitze gebildeten Stoff. Entfernte man die Spitze, so hörte die Streckung auf, setzte man sie wieder auf, so kam das unterbrochene Wachstum wieder in Gang; setzte man sie seitlich so wieder auf, daß nur die Hälfte des Keimlings bedeckt war, so krümmte sich die

Koleoptile durch einseitiges Wachstum der von der Spitze
bedeckten Hälfte. Die Wirkung blieb auch, wenn die Spitze mit
Gelatine aufgeklebt war, also eine Gelatineschicht dazwischen
geschaltet war, nicht aber, wenn Stanniol oder Glimmerplättchen
dazwischengeschoben wurden. Es zeigt sich damit, daß ein
chemischer Stoff, der „Wachstumsstoff", aus der Spitze aus-

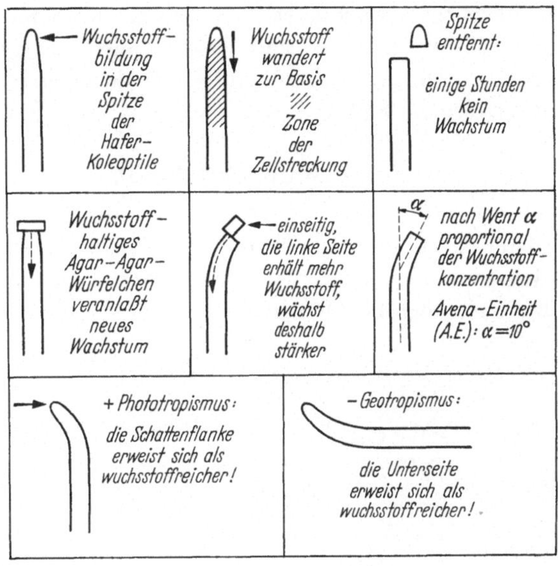

Abb. 41. (Nach *Kögl*)

geschieden wird der durch Gelatine hindurchdringen und daher
seine Wirkung auf die Koleoptile ausüben kann, obwohl die
Spitze gar nicht mehr in unmittelbare Berührung mit dem Keim
getreten war.

Vor einigen Jahren gelang es, den Wuchsstoff in Gelatine oder
Agar aufzufangen, indem man abgeschnittene Spitzen auf 3%
Agarwürfelchen setzte; ließ man sie etwa 2 Stunden daraufstehen,
so zeigte sich das Agarstückchen mit Wuchsstoff getränkt und
konnte jetzt im Versuch die gleiche Wirkung auslösen wie vorher
die Koleoptilspitze. Setzte man das wuchsstoffgetränkte Agarstückchen auf ein zweites der gleichen Größe, so verteilte sich der

143

Wuchsstoff in beiden, und man erhielt eine Verdünnung auf $^1/_2$; man konnte das dadurch nachweisen, daß man die getränkten Agarstückchen, wie früher die abgeschnittenen Keleoptil-spitzchen, seitlich auf geköpfte Koleoptile aufsetzte und den Krümmungswinkel maß, der durch die einseitige Wachstums-steigerung ausgelöst wurde. Es zeigte sich, daß innerhalb be-stimmter Grenzen der Ablenkungswinkel und die Wuchsstoff-menge im gleichen Verhältnis standen. Man kam damit zu der Möglichkeit, die Wuchsstoffe „auszutesten", also mengenmäßig zu bestimmen. Als eine „Avenaeinheit" wurde dabei ein innerhalb 2 Stunden erreichter Krümmungswinkel von 10° festgesetzt. (Abb. 41).

Phototropismus und Auxin

Wenn aber das Auxin das Streckungswachstum der Pflanzen bewirkt, dann ist es verständlich, daß bei Reizbewegungen der Pflanze, die auf Wachstumsveränderung beruhen, der Wirkstoff Auxin ganz wesentlich beteiligt ist.

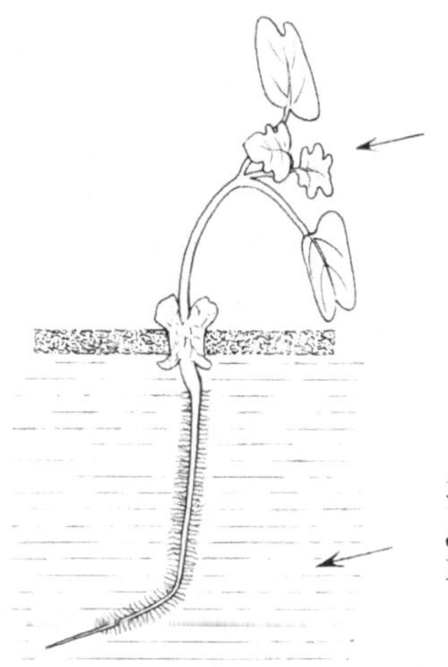

Abb. 42. Keimling des weißen Senfs in Wasserkultur, ursprünglich allseitig, dann einseitig beleuchtet. Stengel dem Licht zugekehrt, die Wurzel abgewen-det. (Nach *Strasburger*)

Es ist bekannt, daß viele Pflanzen und Pflanzenteile sich bei einseitiger Beleuchtung dem Licht zuwenden (Abb. 42). Die Pflanzen krümmen sich dem Licht entgegen dadurch, daß die dem Licht zugewandte Seite langsamer, die Schattenseite rascher

144

wächst (Phototropismus = Lichtwendigkeit). Welche Rolle spielt dabei das Auxin? Man hat Haferkeimlinge einseitig beleuchtet, sie geköpft und die Spitze so auf Agar gestellt, daß, durch die Schneide eines Rasiermesserchens getrennt, der Wuchsstoff der belichteten und der beschatteten Seite getrennt für sich aufgefangen werden konnte (Abb. 43). Wurden jetzt die mit Wuchsstoff getränkten

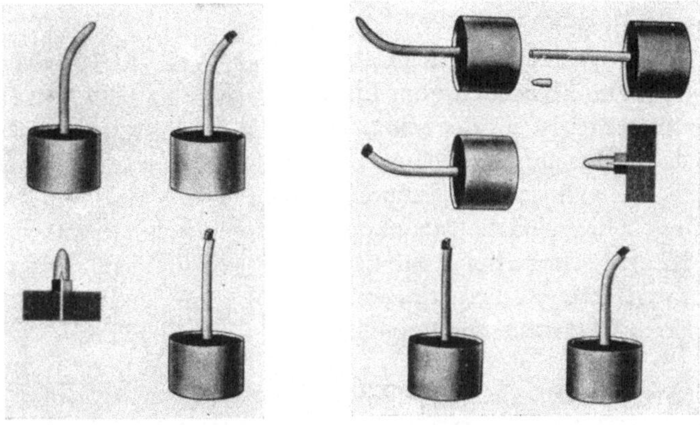

Abb. 43   Abb. 44

Abb. 43. Phototropismus. Licht von rechts einfallend. *Oben links* der Keimling hat sich positiv phototropisch gekrümmt. *Unten* eine einseitig beleuchtete Spitze auf, Agar gestellt, so daß der Wuchsstoff von Vorder- und Hinterseite gesondert aufgefangen werden kann. *Rechts* die Bestimmung der Auxinmenge durch den Krümmungswinkel. Oben die Hinterseite (Schattenseite), unten die Vorderseite (Lichtseite)

Abb. 44. Geotropismus. *Oben links* geotropisch gekrümmter Keimling; rechts geköpfter Keimling, hat sich nicht gekrümmt. *Mitte* links geköpfter Keimling mit Wuchsstoff getränkt = krümmt sich. Mitte rechts von einer horizontal gestandenen Spitze wird der Wuchsstoff von Ober- und Unterseite gesondert aufgefangen. *Unten* Messung der Auxinmengen, links von der Oberseite, rechts von der Unterseite. (Nach *Went*)

Agarstückchen auf geköpfte Keimlinge gesetzt, so zeigte sich, daß das Agarstück der Schattenseite mehr Wuchsstoff enthielt als das der Lichtseite, und zwar etwa $^2/_3$ des Wuchsstoffs auf der Schattenseite, nur $^1/_3$ auf der Lichtseite. Die Schattenseite des Keimlings enthält also mehr Wuchsstoff, wächst daher rascher und bedingt dadurch die positive Lichtwendigkeit. Dabei wird das Auxin im Vegetationspunkt der Spitze zunächst gleichmäßig erzeugt, ein kleiner Teil wird durch die Lichtwirkung zerstört, während der größte Teil auf dem Transport nach unten zur Streckungszone unter dem Einfluß des Lichtes auf die Schattenseite abgelenkt wird: gleichzeitig scheint es zur Herabsetzung der Reaktionsfähigkeit der Zellen der Lichtseite zu kommen; die Hauptsache aber ist wohl doch in der Ablenkung der Wuchsstoffe während des Transportes von oben nach unten auf die Schattenseite zu suchen. Die Anreicherung der Wuchsstoffe auf der Schattenseite bedingt positive Lichtwendigkeit.

Bei der Wurzel sieht man auf Abb. 42 nicht ein Hinwenden, sondern ein Abwenden vom Licht im Gegensatz zum Sproßpol, aber auch hier ist auf der Schattenseite die Auxinmenge größer als auf der Lichtseite, wie sich nachweisen läßt. Dieser Gegensatz ist durch die viel größere Empfindlichkeit der Wurzel für Auxin bedingt. Hier wird die Auxinkonzentration durch Abwandern auf die Schattenseite so hoch, daß sie überoptimal und damit hemmend wird und dadurch die geringere Konzentration der Lichtseite ein stärkeres Wachstum zur Folge hat.

Geotropismus

Auch der negative Geotropismus der Sprosse und Keimlinge, das Wachstum nach „oben", beruht auf einem ähnlichen Vorgang. Auch hier läßt sich zeigen, daß bei horizontal gelegten Keimlingen (Abb. 44), die sich nach oben krümmen, die Unterseite stärker mit Wuchsstoff versorgt wird und dadurch rascher wächst. Werden die Wuchsstoffe in Agar, ähnlich wie bei den Lichtversuchen, getrennt nach Ober- und Unterseite aufgefangen, so zeigt hier das Agarstückchen, das der Unterseite der Spitze angelegen hat, die stärkere Wuchsstoffanreicherung. Also auch beim negativen Geotropismus wird das stärkere Wachstum der Unterseite, welche die Aufwärtskrümmung waagerecht gelegter Pflanzensprosse bedingt, durch die stärkere Wuchsstoffanreicherung in dieser Seite verursacht.

Die Wurzel verhält sich bekanntlich umgekehrt, d. h. negativ photo- und positiv geotropisch, obwohl auch bei ihr nachweisbar ist, daß die Schatten- bzw. Unterseite stärker mit Auxin angereichert ist. Hier wirkt also die größere Auxinmenge nicht wachstumsfördernd, sondern wachstumshemmend gegenüber der weniger auxinhaltigen Seite. Die zeigt aber zweierlei: einmal die

verschiedene Empfindlichkeit des reagierenden Pflanzengewebes,
zweitens daß die Förderung des Streckungswachstums abhängig
ist von der Konzentration des Auxins und daß sie in eine Hemmungswirkung umschlagen kann.

Wenn man (*Thimann* 1937) Beginn und Maximum der Förderung, sowie den Beginn der Hemmung des Streckungswachstums
auf verschiedene Pflanzenteile durch verschiedene Auxinkonzentration schematisch aufzeichnet, so ergeben sich etwa folgende
Zahlen in der Reihenfolge: Beginn, Maximum, Hemmung

$$\text{Wurzel } 10^{-11}, \ 10^{-10}, \ 10^{-9} \qquad \text{Knospe } 10^{-10}, \ 10^{-8}, \ 10^{-6}$$
$$\text{Sprosse } 10^{-8}, \ 10^{-5}, \ 10^{-2}$$

Es zeigt sich, daß das Auxin je nach Konzentrationen, die für
die verschiedenen Pflanzengewebe, aber auch für die verschiedenen
Pflanzenarten unterschiedlich ausfallen, neben einer Streckungs-
förderung auch eine Streckungshemmung ausüben kann, die bei
weiterer Konzentrationssteigerung schädigend, ja sogar tod-
bringend wirkt, so daß man starke Auxinkonzentrationen zum
Abtöten empfindlicher Pflanzen, z. B. von Unkräutern im Rasen
verwenden kann.

Doch nicht genug damit, daß das Auxin als Phytohormon das
Streckungswachstum und die Reizbeantwortung der Pflanzen auf
Licht und Erdkraft bedingt, es besitzt dazu organ- und system-
bildende Kräfte und dient damit sehr wesentlich der Schaffung des
Organismus der Pflanzen.

Es bewirkt zur Gänze, oder doch überwiegend die Inaktivierung
seitlicher Knospen, ferner die Xylem- d. h. Gefäßentstehung,
Wurzel-, Frucht- und Sproßbildung, Zellteilung, Blattabwurf und
anderes. In den meisten Fällen geschieht dies in Zusammenarbeit mit viel später entdeckten Wirkstoffen, den Gibberellinen
und Cytokininen; doch muß man dem Auxin dabei in sehr vielen
Fällen die Hauptrolle zuschreiben.

Man hat einmal gesagt, daß es keinen Aspekt des Wachstums
und der Entwicklung der Pflanzen gibt, bei dem das Auxin nicht
eine wesentliche Rolle spielt. Systembildende Kraft zeigt sich
besonders in seiner Beeinflussung unter der Spitze liegender
Knospen. Man weiß schon lange, daß wachsende Triebe Hem-
mungswirkungen auf Seitensprosse auslösen, daß beim Abschnei-
den des Haupttriebes die Seitentriebe auswachsen, ja daß wachsende

Triebe sich gegenseitig hemmen, wobei die stärkere Hemmung von jeweils stärksten oberen Triebe ausgeht. „Apikaldominanz" nennt das der Botaniker. Dadurch entsteht aber eine gegenseitige „Wachstumskorrelation", welche die Ausbildung der Pflanzengestalt bewirkt. Diese Apikaldominanz wird durch das Auxin bedingt, das im Meristem (teilungsfähiges Gewebe) der Spitze erzeugt, nach unten wandert. Die Wanderung des Auxins geschieht durch Diffusion im wesentlichen nur von oben nach unten, wenig nach der Seite = transversal und sehr wenig umgekehrt von unten nach oben z. B. bei Anwendung von Auxin am unteren Ende eines Stengels.

Der Transport ist „polarisiert", erfolgt also nur in einer Richtung. Dadurch ist bedingt, daß das Auxin in seiner Wanderung die jeweils tiefer gelegenen Organe hintereinander erreicht. Dabei findet eine Konzentrationsminderung statt, die bei verschiedenen Pflanzen unterschiedlich rasch vor sich geht. Je nachdem wirkt sich der Auxineffekt auf eine größere oder kleinere Strecke aus. Nur bei genügender Konzentration kann das Auxin das Austreiben der Seitenknospen, an denen es vorbeizieht, verhindern. D. h. also bei rascher Konzentrationsabnahme werden die tieferen Knospen austreiben können, der Stengel wird verzweigt; bei langsamer werden viele Knospen unterdrückt und der Stengel bleibt mehr oder minder eingliedrig. Doch gelangt immer etwas Auxin ans untere Ende, wo es gestaut wird und gemeinsam mit dem Pflanzenhormon „Cytokinin" die Wurzeln erzeugt.

Während also die Unterdrückung der Seitenknospen im wesentlichen ein Werk des Auxins darstellt, kommt es zur Bildung von Wurzeln nur durch die Zusammenarbeit von Auxin und Cytokinin, das gleiche gilt aber auch für die Entstehung von Sprossen. Beider Entstehung hängt von verschiedenen Mengenverhältnis Auxin:Cytokinin ab. Trifft wenig Auxin mit viel Cytokinin im meristematischen Gewebe zusammen, so kommt es zur Sproßbildung, kommt viel Auxin zu wenig Cytokinin, so kommt es zur Wurzelbildung. Betrachten wir jetzt die Versuche *Czajas* (Abb. 40) an Löwenzahn-Wurzelstecklingen noch einmal, so können wir unter der Voraussetzung, daß es sich im wesentlichen um das relative Mengenverhältnis Auxin:Cytokinin handelt, die dort angeführten Ergebnisse deuten.

Steckling 1 bildet am oberen Ende Auxin, das dann aber durch Diffusion polar nach unten wandert und sich am unteren Ende anstaut. Dann wird das Verhältnis oben sein: Auxin $<$ Cytokinin = Sproß, unten Auxin $>$ Cytokinin = Wurzelbildung.

Steckling 2. Hier wird die Auxinproduktion durch Vergipsen des oberen Endes im ganzen so herabgesetzt, daß am unteren Ende noch weniger Auxin als Cytokinin vorhanden ist. Also: Auxin $<$ Cytokinin = Sproßbildung am Wurzelpol.

Steckling 3. Hier geschieht das Gleiche durch mehrfaches Abtrennen des Sproßpols.

Bei Steckling 4 wird das polar herabwandernde Auxin einseitig abgeschirmt, so daß nur auf der unbehandelten Seite genügend Auxin zur Wurzelbildung zur Verfügung steht: normale Seite Auxin $>$ Cytokinin = Wurzelbildung; abgeschirmte Seite: Auxin $<$ Cytokinin = Sproßbildung.

Steckling 5. Hier wird die normale Auxinproduktion durch ein mit Auxin getränktes Gelatine-Stückchen ersetzt.

Aus dem bisher erwähnten kann man schließen, daß Auxin in fast allen wesentlichen Wachstums- und Entwicklungsprozessen – mit der Blütenbildung hat es freilich nichts zu tun – meist gemeinsam mit anderen Pflanzenhormonen seine Rolle spielt und daß man über seine Wirkungen im allgemeinen schon recht gut Bescheid weiß, wie auch seine chemische Analyse längst gelungen ist.

Der (S. 43) erwähnte Krümmungstest sowie ein später ausgearbeiteter Streckungstest boten dabei die Voraussetzungen. Zunächst freilich ging man dabei in die Irre. Man erhielt nämlich am Anfang verschiedene in sehr großer Verdünnung wirksame

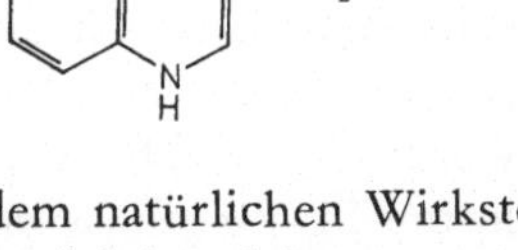

Stoffe, die man mit dem natürlichen Wirkstoff identifizierte und die man als Auxin a und b bezeichnete – auch in früheren Auflagen dieses Büchleins – doch dann stellte sich heraus, daß eine recht einfache Säure (eine Indol-3-essigsäure bzw. Indolylessigsäure), zunächst Heteroauxin genannt, den natürlichen Wirkstoff der Pflanze darstellt. Mehr oder weniger wirksam fand man dann noch eine ganze Reihe verwandter Indolsäuren oder Indolsäurederivate, von denen man aber nicht weiß, ob und wie weit sie ihre Wirkung ihrer Umwandlung in der Pflanze zu Indolessigsäure verdanken. Man wird also doch die Indolessigsäure als das „eigentliche Auxin" betrachten müssen.

Cytokinin

Kaum weniger vielfältig als die Auxine beeinflussen die Cytokinine das Pflanzengeschehen. Ihre wesentliche Aufgabe besteht in der Stimulation der Zellteilung im meristematischen Gewebe. Die Cytokininwirkung erweist sich als eine Förderung der Synthese der Nukleinsäure RNS (Ribonukleinsäure) und damit als Förderung des Aufbaus von Eiweißstoffen. Dadurch schaffen sie die Voraussetzung für die Zellteilung durch Vermehrung des Plasmainhalts der Zelle. Ferner beeinflussen die Cytokinine Organbildung, fördern die Apikaldominanz, Samenkeimung und manchmal Blütenbildung, verzögern Abbau der Nährstoffe und damit das Altern und Vergilben der Blätter im Herbst und anderes mehr. Sie selber werden dabei von anderen Pflanzenhormonen, so bei der Zellteilung durch das Auxin unterstützt. Sie wirken in einer Konzentration von etwa 10^{-10} bis 10^{-6} und kommen in keimenden Samen, Wurzeln, Blättern und Früchten in zellteilungsfähigem Gewebe vor. Vor allem reich an ihm ist das Meristem der Wurzeln. Aus den Wurzel können sie in die Gewebe der Pflanze transportiert werden. Sind sie aber einmal in den Blättern, so bleiben sie ziemlich fixiert. Analysiert ist das Zeatin, das aus Maiskörnern extrahiert wurde. (S. 151)

Gibbellerine

Weitere wichtige Pflanzenhormone sind die *Gibbellerine*, die man zuerst in Reispflanzen gefunden hatte, die durch parasitären Befall mit dem Pilz *Gibberella* zu ungewöhnlichem juvenilen Längenwachstum getrieben worden waren. Doch dann stellte sich heraus, daß Gibbellerine nicht nur im Pilz *Gibberella* sondern überall bei den Pflanzen in verschiedenen Modifikationen – man kennt etwa 27 natürliche Abkömmlinge der Gibbellerinsäuren – von den Algen bis zu den am höchsten differenzierten Pflanzen vorkommen. Sie entstehen in den Streckungszonen der Sprosse, junger

Blätter und vor allem der Wurzeln und werden im Gegensatz zum Auxin nicht polar, sondern ungerichtet verfrachtet.

Ihre Wirkungen stehen dem der Auxine nahe. Sie sind wie diese an Längenwachstum, Zellteilung, Samenkeimung, Blatt- und Fruchtabfall, Verholzen und anderem beteiligt; dazu tragen sie wohl auch noch zur Blütenbildung bei, womit die Auxine nichts

$$NH-CH_2-CH=C \underset{CH_2OH}{\overset{CH_3}{}}$$

Zeatin

zu tun haben. Sie werden in Konzentraten von 10^{-11} bis 10^{-6} experimentell angewandt. Ihre Wirkung erscheint ziemlich vielseitig, sie scheinen auf die Synthese von DNS = Desoxyribonucleinsäure einzuwirken, also auf die Vererbungsmasse, sowie die Synthese von Fermenten zu fördern.

Blütenbildung

Noch keine völlige Klarheit besteht über die Wirkstoffabhängigkeit der Blütenbildung der höheren Pflanzen. Bekannter sind zunächst die Außenbedingungen d. h. die Einwirkung von Licht und Temperatur auf die Bildung der Blüten. So unterscheidet man seit langem Langtags- und Kurztagspflanzen, die je nach den herrschenden Lichtverhältnissen zur Blütenbildung gelangen, auch weiß man, daß durch künstliche Kälteeinwirkung die Blütenbildung beschleunigt werden kann = Vernalisation.

Zu diesen äußeren Einflüssen müssen aber offenbar Wirkstoffe der Pflanze die Vorbedingungen schaffen, und zwar scheinen es zwei Gruppen zu sein, die zusammenarbeiten; einmal die Gibbelerine und ferner eine ziemlich hypothetische, die Anthesine. Aber auch die Cytokinine können dabei mitwirken. Dabei scheinen Zwischenprodukte der Photosynthese von Bedeutung zu sein.

Eine mit der Blütenbildung zusammenhängende Frage ist die nach dem Vorkommen pflanzlicher *Sexualwirkstoffe*. Über sie ist in letzter Zeit bei niederen Pflanzen: Algen, Pilzen, manches erarbeitet worden. So kennt man heute streng artspezifische Lockstoffe zur Anlockung der männlichen Gameten bzw. Spermatozoen

„*Sirenine*"(nach den klassischen Sirenen, den auf Klippen hausenden Verführerinnen der Seefahrer) und *agglutinierende* Stoffe, welche zur Verschmelzung der Geschlechtszellen führen. Darüber hinaus hat man aber auch Wirksubstanzen gefunden „*Antheridiole*", welche beim Partner Geschlechtsbildung erzeugen, die also zu den Geschlechtshormonen zu rechnen sind. Da man aber bisher diese vielgestaltige Gruppe von Stoffen unter der Bezeichnung „Gamone" (von gr. gamon Hochzeit), also als Hochzeitsstoffe zusammengefaßt hat, möchte ich sie gemeinsam an gesonderter Stelle (S. 55) behandeln. Wie weit solche Sexualwirkstoffe bei höheren Pflanzen vorkommen, ist noch fraglich.

Weitere Wirkstoffe der Pflanzen sind die „Dormine" wie die „Abscissinsäure" der höheren Pflanzen, welche die Nucleinsäuresynthese hemmen und dadurch Samen- und Knorpenruhe bewirken. Sie hemmen Wachstum und Keimung und werden daher „Dormine = Ruhe-Schlafstoffe" genannt (dormire lat. schlafen, untätig sein).

Schließlich ist noch das Aethylen CH_2-CH_2 zu erwähnen, das unter anderem Keimung und Abstoßen der Blätter fördert, aber das als Stoffwechselzwischenprodukt wohl kaum zu den eigentlichen Pflanzenhormonen zu rechnen ist.

Bei der Betrachtung der Auxine, Gibbellerine und Cytokinine fällt im Gegensatz zu den klassischen Hormonen der Wirbeltiere einmal das Fehlen abgegrenzter innersekretorischer Drüsen, dann die Unspezifität und i. a. geringe Entfernung der Zielorgane sowie die Vielzahl der Wirkungen auf. Sie reagieren mit den verschiedensten Geweben, und ihre Wirkung wird durch den Charakter dieser Gewebe bestimmt, daher ist die Variationsbreite ihrer Effekte sehr groß. Schließlich fällt auf, daß fast alle Reaktionen durch ihr Zusammenarbeiten erzielt werden. Selten wirkt ein Phytohormon allein: so unterstützen die Auxine die Gibbellerine im Streckungswachstum und umgekehrt; Wurzel und Sproßbildung kommt nur durch eine Kombination von Auxin und Cytokinin zustande und anderes mehr. Mehr noch als die Hormone der Tiere sind die Wirkstoffe der Pflanzen, die „Phytohormone", Teile eines sich gegenseitig beeinflussenden humoralen Regulationssystems.

Wir sehen also, daß auch die Pflanzen ihre verschiedenen

Lebensprozesse zusammenfassen können durch die Herstellung eines Systems von Reizstoffen, welches dem inneren Sekretionssystem der Tiere an die Seite zu stellen ist, wobei freilich nicht zu vergessen ist, daß das eigentliche Rätsel der Organisation des ganzheitlichen Systems weniger in dem auslösenden Reizstoff zu suchen ist, dessen Natur wir studieren können, als in dem antwortenden Partner der lebenden Zellen, die auf den Reiz hin das einheitliche Ganze aufbauen.

Anwendung der Wuchsstoffe in der Praxis

Für die Anwendung in der Praxis des Gärtners ergeben sich Möglichkeiten in der stärkeren Förderung der Bewurzelung von Stecklingen und in der Möglichkeit, parthenogenetische Früchte ohne Samenanlagen zu erzielen. Ferner läßt sich durch Wuchsstoffhormonanwendung das frühzeitige Abfallen von Obst verhindern, Fruchtansatz steigern und gelegentlich, z. B. bei der Ananas die Blütenbildung fördern, so daß heute die Anwendung der Wuchsstoffhormone, wozu neben den natürlichen in der Pflanze vorkommenden eine ganze Reihe synthetischer Mittel mit Wuchswirkung hinzukommen, immer stärkere Bedeutung gewinnt.

XVII. Reizstoffe bei der Entwicklung

Wenn wir von den Pflanzen und den pflanzlichen „Phytohormonen" noch einen kurzen Blick auf die ersten Schritte tierischer und auch pflanzlicher Entwicklungsprozesse werfen und damit von dem Gebiet der „klassischen" Hormone, d. h. der in eigentlichen innersekretorischen Drüsen gebildeten, noch etwas weiter abkommen, dann tun wir es aus zweierlei Gründen: Einmal, weil hier in letzter Zeit recht wichtige Ergebnisse erzielt werden konnten, zum andern, weil wir hier Stoffe und Reizwirkungen vorfinden, welche uns über das Wesen der Hormone vielleicht neue Einblicke gewinnen lassen.

Physiologie der Befruchtung

Schon bei Besprechung der „Blütenbildung" der Pflanzen hatte ich die „Gamone" erwähnt, die als „Hochzeitsstoffe" bei der sexuellen Fortpflanzung eine Rolle spielen. Bei dem Zusammentreffen von Ei und Samenzelle und ihrer Verschmelzung sind diese Wirkstoffe oft von entscheidender Bedeutung. Dies gilt besonders für im Wasser lebende niedere Tiere und Pflanzen mit äußerer Befruchtung, bei denen Eier und Spermien ausgestoßen werden und die beweglichen Spermatozoen (oder männlichen Gameten) die im Wasser schwimmenden Eier aufsuchen müssen. Aber auch für die im Wasser schwimmenden Spermien, welche die Eier in den Geschlechtsorganen der weiblichen Partner befruchten müssen, ist der Weg nicht leicht zu finden. Von den Eiern oder den weiblichen Geschlechtsorganen, den „Oogonien" ausgeschiedene chemische Reizstoffe könnten dabei das Finden wesentlich erleichtern.

Solche Reizstoffe, die das Finden erleichtern oder oft sogar erst ermöglichen, sind schon lange bekannt; so reagieren die Spermatozoiden von Farnen und Schachtelhalmen auf Spuren von Äpfelsäure, die wohl von den weiblichen Geschlechtsorganen dieser Pflanzen ausgeschieden werden.

Von den unspezifischen Reizstoffen wie der Äpfelsäure unterscheiden sich die neuerdings bekannt gewordenen, streng an die Art gebundenen Lockstoffe: die zu den *Gamonen* gerechnet werden.

1. „*Sirenine*" (S. 152) So wird z. B. bei *Allomyces*, einem Phycomyceten (Algenpilz), von den Oogonien ein Stoff mit dem Molekulargewicht 414 und der Summenformel $C_{21}H_{36}O_7N$ ausgeschieden, der noch in einer Konzentration von 10^{-6} die männlichen Gameten anlockt. Diese Gameten reagieren nur auf diesen Stoff und umschwärmen auch ein mit dem Sirenin getränktes Agarstückchen. Spezifische Anziehung der Spermien durch die weiblichen Geschlechtsorgane und Eier wird von einer größeren Anzahl niederer Pflanzen berichtet, z. B. von *Ödogonium*, *Cutleria*, *Fucus*, *Chlamydomonas* u. a. Das Vorkommen typischer Sirenine scheint daher bei Pflanzen mit frei schwimmenden Spermien verbreitet zu sein. Doch wissen wir vorläufig noch wenig über die chemische Zusammensetzung.

Sirenine können aber auch bei Pflanzen mit innerer Befruchtung gebildet werden, bei denen die Annäherung der Geschlechtszellen durch Wachstumsvorgänge (Chemotropismus) und nicht durch

Anlocken beweglicher Spermien bedingt ist. Weiblich determinierte Pilzschläuche z. B. von Saprolegniaceen (von fauligen Stoffen lebenden, sapros gr. faulig), von Hefen und Schimmelpilzen können Lockstoffe ausscheiden, welche gerichtetes Wachstum männlicher Pilzschläuche zum Ort der Stoffausscheidung auslösen, auch wenn die Lockstoffe in einem Agarstückchen aufgefangen worden sind.

2. *Agglutinine.* Mit dem Aufsuchen und Finden der beiden Geschlechtszellen allein ist es aber noch nicht getan; es muß die Verschmelzung der beiden Geschlechtszellen und die Vereinigung der Kerne erfolgen. Gemeinhin scheint die Vereinigung der Zellkörper durch andere Wirkstoffe als durch die Sirenine bedingt zu werden. Bei der Verschmelzung der Zellkörper verändert sich zuerst die Beschaffenheit der Zelloberflächen der kopulierenden männlichen und weiblichen Geschlechtszellen. Beschreiben wir einmal kurz die Vorgänge bei der Geschlechtsvereinigung der Geißelalge *Chlamydomonas.* Erster Kontakt zwischen männlichen und weiblichen Schwärmern (Gameten) findet an der Spitze der Geißeln (s. Abb. 45) statt. Die Geißeln spiralisieren sich dann und ziehen die Zellen aneinander, worauf die Verschmelzung durch Verklebung der Oberfläche beginnt. Dabei sind zwei agglutinierende Substanzen nachgewiesen worden, die beide Glycoproteide darstellen und in sehr geringer Konzentration sowohl geschlechts- wie artspezifisch wirken. Man hat sie als „Gyno-“ und „Androgamon“ bezeichnet. Solche agglutinierenden Stoffe sind dann bei einer Reihe von Algen, darunter den Braunalgen *Fucus* und *Cutleria* gefunden worden.

Die Wirkung der Gamone ist damit aber noch nicht erschöpft. Bei einigen Pilzen finden sich Gamone, die nicht nur anlockend und agglutinierend auf sexuell bereits differenzierte Partner wirken, sondern die imstande sind, die Bildung und Entwicklung der männlichen und weiblichen Geschlechtsorgane zu induzieren.

Die Saprolegniacee *Achlya* wurde neuerdings daraufhin eingehend untersucht. Hier erzeugen *unreife* weibliche Mycelien beim Partner die Bildung männlicher Geschlechtsorgane durch die Ausscheidung des *Hormons A* oder *Antheridiols,* eines Steroids mit der Summenformel $C_{29}H_{42}O_5$ und dem Molekulargewicht 470. *Hormon A* scheint auf verschiedene Weise zu wirken: es bedingt

das Auswachsen von Zweigen mit Antheridialanlagen = „Antheri-
dialbranches", ist an der Bildung der Antheridien beteiligt und
bringt diese Zweige zu einem chemotropischen Wachstum zum
weiblichen Mycel. Dadurch wird in den Antheridien das Hormon

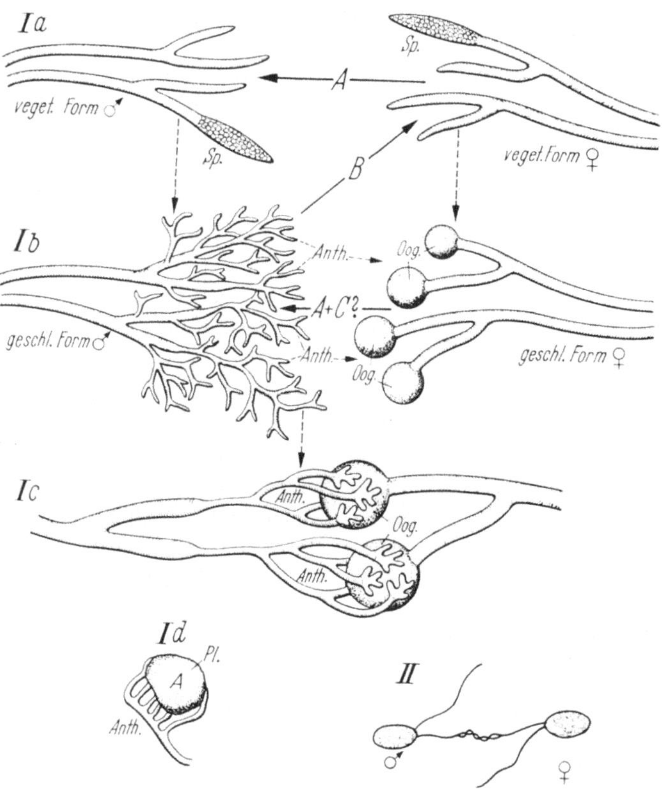

Abb. 45. *Ia* vegetative ♂ und ♀ Form von *Achlia* mit Sporangien *Sp*, *A* = von
der ♀ vegetativen Form ausgeschiedenes Hormon *A*. *Ib* Unter der Einwirkung
des Hormons *A* entstandene Antheridienschläuche *Anth.*, welche das Hormon *B*
abgeben, das bei der ♀ Form Oogonien erzeugt = *Oog. A+C?* von den
Oogonien ausgeschiedene Lockstoffe, welche die Antheridien zu den Oogonien
hinwachsen und sie umklammern lassen. *Ic* die Antheridien haben das
Oogonium umklammert (stärker vergrößert). *Id* Ein mit dem Hormon *A*
getränktes Plastikstückchen wird von den Antheridienschläuchen umwachsen.
II Chlamydomonas Isogameten beginnen ihre Copulation an der Spitze der
Geiseln. (Nach den Arbeiten von *Raper* und *Barksdale*)

156

B zur Ausscheidung angeregt, das Oogonienbildung im weiblichen Mycel auslöst. Ob das Oogonium dann noch einen Reizstoff C ausscheidet, der die Wachstumsrichtung der Antheridialschläuche direkt zum Oogonium leitet, ist noch umstritten (*Raper, Barksdale*). Vergleichbares Geschehen ist auch bei Schimmelpilzen nachgewiesen. In diesen Fällen ist die Wirkung der „Gamone" durchaus mit der typischer Sexualhormone vergleichbar. Bei niederen Tieren wurde seiner Zeit beim Seeigel (Arbacia) der Begriff „Gamone" mitgeprägt und die Wirksamkeit dieser Stoffe, die wohl allgemein zur Befruchtung notwendig sind, nachgewiesen. Man konnte zwei Gynogamone und zwei Androgamone gewinnen. Davon lockte das Gynogamon 1 die Spermien an, während das Gynogamon 2 agglutinierend, verklumpend auf die Samenzellen wirkte und die Spermienoberfläche klebrig machte. Das Androgamon 2 aber löste die Eigallerte. Diese Befunde entsprechen weitgehend den später bei den Untersuchungen an Pflanzen gemachten. Es ist daher kein Grund gegeben, an ihnen zu zweifeln. Leider ist dies aber der Fall bei der ersten Untersuchung über die Gamone überhaupt an der Alge Chlamydomonas, über die ich in der letzten Auflage berichtet habe. Deren „Ergebnisse" haben sich nicht bestätigen lassen und haben zu Enttäuschungen geführt.

In neuerer Zeit hat man besonders das unmittelbar zur Befruchtung führende Geschehen untersucht: wie das Durchdringen der Eihüllen, Anheften und Eindringen des Samenfadens ins Ei, und man hat die vom Ei und Sperma ausgeschiedenen Wirkstoffe als „*Fertilisine*" = Befruchtungsstoffe bezeichnet. Sie entsprechen weitgehend den „Gamonen" der Pflanzen und der frühen Arbeit am Seeigel. Dabei hat man erkannt, daß die Art des Zusammenwirkens dieser Stoffe im wesentlichen nach dem Schema: *Antigen – Antikörper* verständlich wird.

Antigene aber sind Stoffe, die im Organismus die Erzeugung von Antikörpern verursachen, wobei jedem Antigen ein spezifischer Antikörper entspricht, mit dem allein er reagieren kann. Untersuchungsobjekte waren dabei besonders Seeigel- und Amphibieneier. Wenn *Seeigelspermien* in die Nähe von Eiern oder von Wasser kamen, in dem Seeigeleier gehalten worden waren, agglutinieren sie unter der Wirkung eines vor allem von der

Gallertschicht, aber auch der Oberfläche der Eier ausgeschiedenen „Fertilisins" und ihres eignen daraufhin sezernierten „Antifertilisins", dann verändert sich die Spitze der Samenfäden, das „Akrosom", mit dem das Spermium in die Eizelle eindringt, entweder beim Kontakt mit dem Ei oder bei Benetzung mit Gallertfiltrat. Es werden dabei Stoffe ausgeschieden, wahrscheinlich Lysine, die das Spermium befähigen, die Gallertschicht zu durchdringen.

Amphibien. Die andre Tiergruppe, deren Eier besonders untersucht wurden, sind die Amphibien. Bei ihnen sind die Leibeshöhleneier nicht entwicklungsfähig. Sie werden dies erst bei Durchtritt durch den Eileiter, der mit verschiedenen Drüsen die Gallerthülle um die unbefruchteten Eier ausbildet. Nimmt man aber reife Ovarialeier und benetzt sie mit Eileiterfiltrat, so können sie befruchtet werden. Welche Gallertkomponente die Befruchtung ermöglicht, ist schwer festzustellen, da im Eileiter 5 verschiedene Drüsentypen ermittelt werden konnten, doch waren Eier, die dem oberen Teil des Ovidukts entnommen wurden, noch nicht befruchtungsfähig.

Im ganzen dürften bei der Vereinigung von Ei und Samenzelle Lockstoffe (Sirenine), Agglutinine und Lysine eine Rolle spielen, und es ist anzunehmen, daß das Spermium während der letzten Annäherung an das Ei einem Konzentrationsgefälle vom Ei ausströmender Stoffe ausgesetzt ist und in geringerem Maße auch das Ei von Stoffen beeinflußt wird, die vom Spermium ausgehen. Dabei dürften die beiden Partner nach Art des Vorgangsschemas: Antigen – Antikörper so aufeinander eingespielt sein, daß jeweils ein Schritt dem anderen folgt und die Vereinigung von Ei und Samenzelle weitgehend gesichert ist.

Genabhängige Wirkstoffe. Wir haben eben einen kurzen Einblick in die Wirkungsweise der Gamone bei der sexuellen Fortpflanzung getan. Es folgt die Vereinigung der Zellkerne und damit die Auslösung der Reaktionen, die in der Erbmasse des Kerns, den Genen, verankert sind und zur Entwicklung des jungen Organismus führen. Es fragt sich hier noch kurz, wie man sich eine Vorstellung von der Arbeitsweise der Gene machen kann. Solange die Wirkweise der Gene sich beschränkt auf die Körperzellen, in denen sie lokalisiert sind, sind die Verhältnisse vorläufig unserer Analyse entzogen. Es hat sich aber gezeigt, daß Gene auch

Wirkstoffe bilden können, welche die Zellen verlassen, hormonartig im Körper kreisen und damit der Forschung zugänglicher werden. Solche genabhängigen Wirkstoffe der Entwicklung hat man bei *Insekten*, vor allem bei einem Schmetterling, der Mehlmotte (Ephestia), sowie bei dem Paradetier der Vererbungslehre, der Taufliege Drosophila, nachweisen und untersuchen können. Die ersten grundlegenden Ergebnisse zeigten sich bei der Mehlmotte, als es gelang, die Wirkungsweise eines bei einer Mutation (Erbänderung) ausgefallenen Gens durch Organeinpflanzung oder schließlich durch Organextrakte eines normalen Tiers zu ersetzen. Durch Mutation eines a^+ genannten Gens in das Gen a entstand bei Ephestia eine schwach pigmentierte Rasse mit roten Augen, bei der also die normale dunkle Augenfärbung wegfiel. Gen a^+ ist also unter anderem ein Gen für die Ausbildung der normalen schwarzen Augenfarbe, bei Gen a fehlt diese Wirkung, der Pigmentierungsfaktor fiel aus, er konnte aber durch Einpflanzung von Organen aus normalen a^+-Tieren oder durch Extrakte von a^+-Tieren ersetzt werden, umgekehrt werden Augenanlagen oder andere Gewebe von a-Tieren, die an sich mangelnde Pigmentierung zeigen, in a^+-Tiere verpflanzt, so erhielten sie normale dunkle Ausfärbung. Weiterhin konnte man die normale a^+-Ausfärbung der a-Tiere auch dann erzielen, wenn man die eingepflanzten a^+-Organe nach einiger Zeit (1–4 Tage) wieder herausnahm, und schließlich erhielten sogar die Nachkommen der künstlich durch a^+-Organe aufgefärbten Rasse noch Anklänge normaler Färbung. Dies alles läßt sich nur erklären unter der Annahme, daß von dem a^+-Gen hormon- oder fermentartige Stoffe gebildet werden, die im Körper kreisen und in bestimmten Organen entweder selbst oder in ihren Umsetzungsprodukten gestapelt werden können, so daß selbst die Eier der farblosen a-Tiere noch etwas davon mitbekommen.

Ähnlich wie bei der Mehlmotte hat man auch bei Drosophila gefunden, daß die Bildung der normalen Augenfarbe von Wirkstoffen abhängig ist. Ja, man hat hier sogar, infolge des Auftretens verschiedener Mutanten mit hellroten Augen, bei denen die Reaktionskette der Augenfarbenentstehung an verschiedenen Stellen unterbrochen war, eine Wirkstoffreihe zweier hintereinander auftretender Stoffe, der sog. v^+- und cn^+-Stoffe feststellen können. Normale Tiere führen beide Stoffe v⁺ und cn⁺, die in der Reihenfolge $v^+ - cn^+ -$ anzuordnen sind. Später hat man gefunden, daß der v^+-Stoff von Drosophila dem a^+-Stoff der Mehlmotte entspricht und ihn im Versuch ersetzen kann. Diese beiden Stoffe ($v^+ = a^+$ und cn^+) sind heute weitgehend bekannt. Sie sind offenbar Tryptophanabkömmlinge und wohl mit dem „Kynurenin" identisch ($a^+ = v^+$) oder ein Umsetzungsprodukt desselben (cn^+-Stoff). Sie sind selber keine Wirkstoffe, entstehen aber als Vorstufen der Augenfarbe unter der biokatalysatorischen Wirkung der entsprechenden Gene (*Kühn*).

Ein weiterer genabhängiger Wirkstoff, der kurz zu erwähnen ist, hat Einfluß auf die Ausbildung der Augenfacetten und ist damit ein „organbildender" Wirkstoff der Entwicklung.

Reizstoffe bei der Entwicklung

Auch sonst sind bei den ersten Entwicklungsvorgängen vielfach Erscheinungen zu beobachten, welche an die Tätigkeit von Reiz- und Wirkstoffen denken lassen. Wenn z. B. bei der Seigelentwicklung die skelettbildenden Zellen im Inneren des Tieres an solche Stellen wandern, wo die zukünftige Skelettsubstanz hinkommen soll, oder wenn bei den Myxomyzeten (Schleimpilzen) getrennte Einzelzellen, wie auf ein Signal hin, auf einander zuwandern und in geheimnisvoller Weise zu einem kompliziert gebauten Fruchtkörper verschmelzen, so liegt es nahe, auch hier an Reizstoffe zu denken, die die einzelnen Zellen lenken und ordnen und zu sinnvoller Zusammenarbeit bringen.

Deutlicher werden diese Vorgänge zum Teil bei der Entwicklung der Amphibien, die daraufhin besonders gut untersucht worden sind; so zeigt sich offenbar chemische Reizwirkung bei der Entwicklung des Auges, welche die ganz getrennten Anlagen von Augenbecher und Linse zu einem einheitlichen Organ zusammenfügt, besonders aber innerhalb der ersten Entwicklungsprozesse bei der Bildung des Zentralnervensystems, also des Gehirns und des Rückenmarks. Es sind dies Vorgänge, die die Wissenschaft unter dem Begriff „Organisatorwirkung" (*Spemann*) zusammenfaßt, die hier kurz zu schildern sind.

Bei den Amphibien bildet sich, wie bei den meisten Tieren überhaupt, nach der ersten Eiteilung ein hohles einschichtiges

Bläschen, die „Blastula", aus der durch Einstülpung wie bei einem eingedrückten Gummiball, aus dem die Luft entweichen kann, ein zweischichtiges Gebilde, die zunächst aus Haut und Darm bestehende Gastrula sich entwickelt. Die Einstülpungsöffnung wird als Urmund und der obere Rand der Einstülpungsöffnung als obere Urmundlippe oder oberer Urmundrand bezeichnet. Dieser

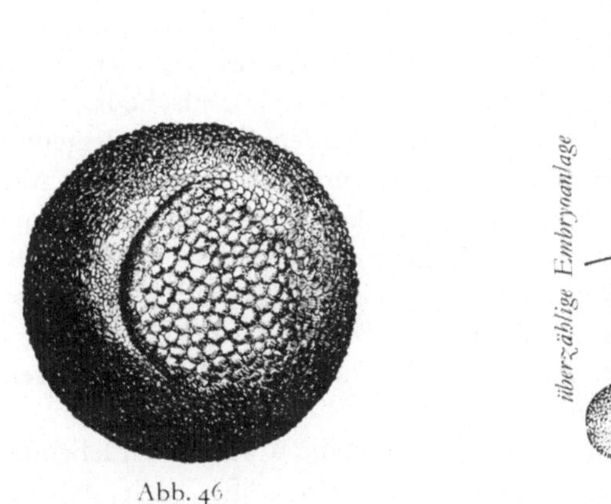

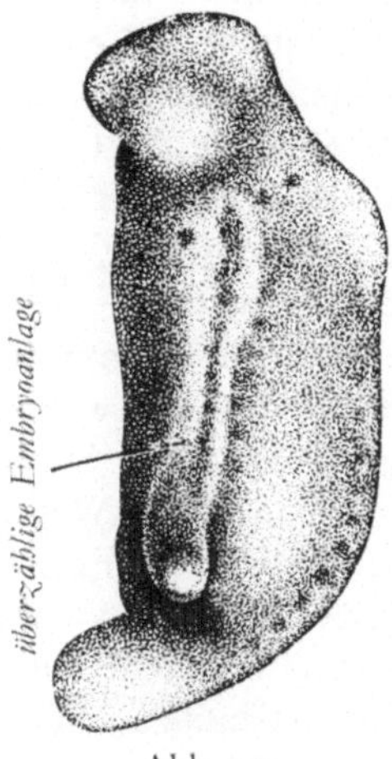

Abb. 46   Abb. 47a

Abb. 46. Froschei. Urmundbildung. Der Urmund ist als dunkle, halbkreisförmige Rinne sichtbar. (*Klose* gez.)

Abb. 47a. Molchkeim mit „induzierter" überzähliger Embryonalanlage auf der Seite

Teil aber ist ein sog. „Organisator", d. h. er beherrscht die Entwicklungsrichtung anderer von ihm abhängiger Körperpartien. Wird er oder ein Stückchen von ihm unter die Bauchhaut einer anderen Gastrula verpflanzt, so erzeugt er dort eine überzählige Embryobildung; insbesondere die Anlage des Zentralnervensystems steht unter der „induzierenden" Wirkung des Organisators. Der Organisator übt einen formbestimmenden Reiz auf die darüberliegende Haut aus, die durch ihn dazu bestimmt, „determiniert" wird, sich zu der Anlage des Nervensystems auszubilden, auch dann, wenn er im Experiment an eine falsche Stelle verpflanzt, dem Keim die Bildung einer überzähligen Nervenanlage an falscher Stelle aufzwingt. Der Organisator bestimmt also das Schicksal und die zukünftige Entwicklung von ihm abhängiger Keimteile. Und jetzt ist zweierlei wichtig. Das eine ist dies; der Organisator übt seine bestimmende Kraft nur in einer begrenzten Entwicklungsperiode des Keims aus. Verpflanzt man ein Organisatorstückchen unter die Seiten- und Bauchhaut eines Keims, dessen Zentralnervensystem sich bereits angelegt hat, dann hat es nicht mehr die Fähigkeit, die über ihm liegenden Teile umzustimmen und eine überzählige Nervenanlage zu erzeugen. Die Wirkung des Organisators ist auf eine bestimmte Zeitspanne, *eine bestimmte Entwicklungsperiode begrenzt.* Das zweite aber ist, daß die Wirkung des Organisators offenbar eine chemische ist, durch die Ausscheidung eines „Reizstoffes" werden die darüberliegenden Zellen in ihrer Entwicklung umgestimmt und determiniert. Man hat dies dadurch wahrscheinlich machen können, daß es gelang, durch chemische Stoffe die Organisationswirkung zu ersetzen, d. h. in ähnlicher Weise wie durch Verpflanzen von Organisatorstückchen durch Einschieben kleiner Gelatinestückchen, die mit Fettsäuren getränkt waren, die Bildung überzähliger Nervenanlagen dem Keim aufzuzwingen.

Wenn damit auch nicht gesagt ist, daß die Wirkung der lebenden Organisatoren unbedingt die gleiche sein müßte, d. h. daß der lebende Organisator seine Wirkung durch Ausscheidung einer Säure und Bildung eines „Säurereizes" ausüben müßte, so zeigt der Versuch doch klar, daß die Organisatorwirkung offenbar eine stoffliche, chemische ist, und zweitens, daß solche „Reizstoffe", die eine ganz erhebliche Wirkung auf die Bildung und Gestaltung des Keims gewinnen, von verhältnismäßig einfacher Art sein *können.*

Fassen wir das für unsere Betrachtung Wichtige noch einmal zusammen. Die Wirkung des Organisators ist offenbar eine stoffliche. Es werden „Reizstoffe" ausgeschieden, die zu einer ganz bestimmten Zeit in einem ganz bestimmten Zustand der lebenden Zellen des Keims eine die Entwicklung bestimmende formbildende Wirkung auslösen, und es zeigt sich, daß man solche „formbildende Wirkung" mitunter auch durch Reizstoffe einfachster Art auslösen kann. Damit ergibt sich aber, daß wohl das Schwergewicht auf den Zustand und die Beschaffenheit der reagierenden, lebenden Partner fällt, daß es auf die lebende Zelle ankommt, sowohl des Organisators, der die Reizstoffe ausscheidet, wie der lebenden reagierenden Zellen, die auf den Reizstoff sinngemäß antworten. Zwei lebende Partner sind aufeinander eingestellt und vermögen unter Zuhilfenahme ganz einfacher Signale und Reize die sinnvollste Einwirkung und Antwort zu geben und auszulösen.

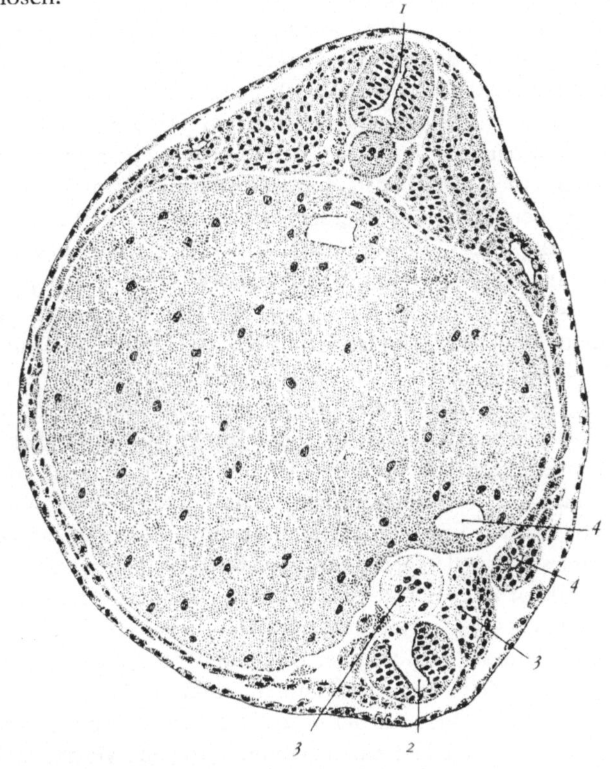

Abb. 47b. Querschnittsbild: *1* Anlage des Zentralnervensystems, normales Rückenmark; *2* „induziertes" Rückenmark, unter der Wirkung des eingepflanzten Organisatorgewebes entstanden; *3* eingepflanztes Organisatorgewebe, hier durch seine helle Färbung erkennbar. *4* induziertes Gewebe. (Nach *Spemann*)

Wir wollen diese Reizstoffe nicht Hormone nennen, denn es fehlt hier so manches, was bei der Definition der klassischen Hormone gefordert war, aber wir wollen auf einen wichtigen Berührungspunkt hinweisen. Die „Hormone" sind Stoffe innersekretorischer Drüsen, die, in die Körpersäfte ausgeschieden, auf ganz bestimmte, darauf „eingestellte" Organe ganz bestimmte lebenswichtige Wirkungen ausüben. Wir haben auch bei den Reizstoffen der Amphibienentwicklung die Notwendigkeit der „Einstellung" des reagierenden Partners, der nur zu einer ganz bestimmten Zeitperiode eine entsprechende Antwort zu geben vermag, während zu einer späteren Zeit der Organisator – bei Einpflanzung in der älteren Gastrula – wirkungslos und ohne Einfluß bleibt. Offenbar liegt auch bei den Hormonen das Rätsel nicht in dem hervorgebrachten „Hormon", sondern in dem lebenden Partner der innersekretorischen Drüse und dem abgestimmten Organ, die hier, zeitlebens aufeinander Bezug nehmend, in einem Abhängigkeitsverhältnis bleiben, während bei der Amphibienentwicklung dies Abhängigkeitsverhältnis zeitlich begrenzt ist und nur in einem bestimmten Stadium des Entwicklungsprozesses sich einstellt. Doch gibt es auch bei den Hormonen zeitlich begrenzte Wirkungen, so spricht z. B. die Larve des Neunauges auf Thyoxin anders an als das erwachsene Tier.

Über die Art der „Reizstoffwirkung" als Auslösungsursache bestimmter in der *Zellnatur* liegender Entwicklungsmöglichkeiten gibt uns ein weiterer Versuch klare Auskunft, den ich hier nur noch ganz kurz erwähnen möchte. Die Larven der Froschlurche (Frösche, Kröten), gemeinhin Kaulquappen benannt, besitzen an der Unterseite in der Nähe des Mundes zwei Haftnäpfe; Molchlarven bilden dagegen keine Haftnäpfe, sondern Haftfäden, die etwas weiter vorn in der Mundregion liegen. Es ist möglich, larvale Molchhaut Frosch- oder Unkenkaulquappen einzupflanzen und dort eine Zeitlang lebens- und entwicklungsfähig zu erhalten. Nimmt man nun Haut aus der hinteren Bauchregion einer Molchlarve, die an sich nie Haftfäden erzeugt hätte, und verpflanzt sie an die Mundregion einer Unkenkaulquappe, so bildet sie Haftfäden aus, aber nicht an der Stelle, an der bei den Unken die Haftnäpfe entstehen (Abb. 48), sondern dort, wo bei den Molchlarven die Haftfäden gebildet werden. Das heißt also: an einer bestimmten Stelle am Kopf der Unkenlarve wird in der überpflanzten Molchhaut die Bildung molcheigner Haftfäden erzeugt oder: es wird auf die überpflanzten Zellen ein formbildender Reiz ausgeübt, der in der Zelle schlummernde Entwicklungsmöglichkeiten frei macht und zur Entfaltung bringt, selbst, wenn diese Zellen normalerweise nie zu einer solchen Entwicklung gekommen wären. Eine artfremde Bildung aber kann ein solcher Reiz nicht erzeugen. „Reizstoffe" solcher Art dienen also zur Auslösung und Entfaltung in der Zellnatur vorhandener und in dem Rätsel der Zellnatur selbst begründeter Entwicklungsmöglichkeit. Wieweit aber die *Hormone* hiermit vergleichbare Wirkungen ausüben, müssen wir noch etwas begründen und ausführen!

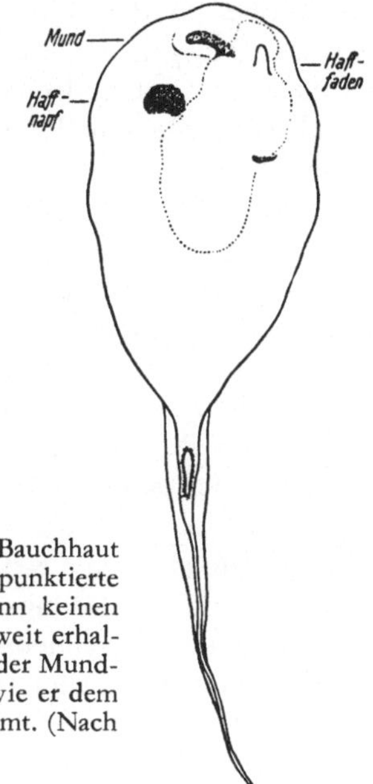

Abb. 48. Unkenlarve mit eingepflanzter Bauchhaut eines Molchkeims (begrenzt durch die punktierte Linie). Die eingepflanzte Molchhaut kann keinen Haftnapf bilden, rechter Haftnapf nur so weit erhalten, als Unkenhaut da ist, erzeugt aber in der Mundregion der Unkenlarve einen Haltfaden, wie er dem Molchkeim an dieser Körperstelle zukommt. (Nach *Rotmann*)

XVIII. Etwas über das Wesen der Hormone

Die Hormone gehören mit den Vitaminen und Fermenten zu den Stoffen, die in ungemein geringen Mengen lebenswichtige Vorgänge im Körper auslösen können. Es ist daher begreiflich, daß man zwischen diesen Stoffgruppen nach Gemeinsamkeiten und Beziehungen suchte. Wir haben schon ganz im Anfang gesagt, daß man die Fermente als organische Katalysatoren ansieht; das sind also Stoffe, die die Eigenschaft haben, bei Zusatz auch in ganz geringen Mengen chemische Abbau-, aber auch Aufbauvorgänge, die an sich unendlich langsam verlaufen, so zu beschleunigen, daß sie überhaupt erst in Erscheinung treten, ohne daß sie selber in diese chemischen Reaktionen mit eingehen. Wir haben diese Katalysatoren in ihrer Rolle mit der eines Schmier- und Gleitöls verglichen, das Reibungswiderstände beseitigt. Man sieht also die Wirkung der Fermente im allgemeinen darin, daß sie einen an sich ablaufenden Vorgang beschleunigen, wie dies auch anorganische Katalysatoren, z. B. fein verteiltes Platin, tun. Daneben kann man auch noch an die Möglichkeit der Auslösung oder Hemmung von chemischen Reaktionen und Umsetzungen denken. Die Wirkung der Hormone ist damit durchaus in ihrem Wesen vergleichbar.

Vorstellbar wird diese Wirkung unter der Annahme, daß einzelne Molekülstöße Kettenreaktionen auslösen, die in keinem Verhältnis zur Auslösungsursache mehr stehen. Kettenreaktionen sind ja heute unter anderen Aspekten sehr bekannt geworden.

Die primäre Einwirkung der Hormone, vor allem derjenigen, die mit Eiweißsynthesen in Verbindung stehen, dürfte in einem solchen Molekülanstoß der Zellkern-Nukleinsäuren (nucleus lat. Kern) zu suchen sein, die daraufhin Botenstoffe ins Plasma treten lassen, die sich an Zellorganellen (Ribosomen) anheften und die Folgereaktionen auslösen. Als solche Folgereaktionen, die man leichter untersuchen kann, hat man die Entstehung und Aktivierung von Fermenten, Permeabilitätsveränderungen der Zellmembran, Entstehung von chemisch aktiven Stoffwechselzwischenprodukten[1] und strukturelle Veränderung der Zellen feststellen und nachweisen können. Am einfachsten war es bei den Vitaminen, die im

---

[1] Wie das zyklische Adenosin monophosphat AMP (s. S. 175)

166

Körper selber vielfach zu Fermenten aufgebaut werden können, während die Reaktionsketten als Folge der Hormoneinwirkung weit vielgestaltiger sind und in der Reihenfolge noch keineswegs als aufgeklärt betrachtet werden können. Dennoch ist natürlich jeder Nachweis eines aktiven Kettengliedes, sei es eines wirksamen Fermentes oder einer Permeabilitätsveränderung der Zellmembran, der Förderung von Eiweißsynthesen oder der Aktivierung von Kernelementen (Genen) von wesentlicher wissenschaftlicher und praktischer Bedeutung, nur daß man sich bewußt sein muß, daß die verschiedene chemische Natur der einzelnen Hormone keine einheitliche Deutung zuläßt. Wichtig scheint besonders der Nachweis bei vielen Hormonen einer anfänglichen Erhöhung der Kernaktivität, die sich dann in verschiedener Weise auswirkt. Dann aber fällt bei Betrachtung der Hormone auf – wenigstens bei Wirbeltieren, aber z. T. auch bei Insekten – daß hier ein System gegenseitiger Beziehungen der einzelnen Hormone und Hormonorgane, ein hierarchisches System vorliegt zwischen übergeordneten (glandotrope Hormone der Hypophyse und der Corpora allata) und untergeordneten Hormonen, die gleichwohl rückwirkend die Hormonproduktion der übergeordneten innersekretorischen Drüse beeinflussen. Ein System der Korrelation und Regulation, wie wir es bei den Vitaminen nicht kennen. Und ein zweites fällt auf. Wenn wir die Rolle und Aufgaben der Vitamine betrachten, dann ergibt sich eine überraschende Übereinstimmung zwischen Hefepilzen, höheren Pflanzen, Säugern und Mensch. Es scheint fast so, als ob die Aufgabe der Vitamine: Aneurin, Ascorbinsäure, Biotin, Pantothensäure, Nicotinsäure, Pyridoxin usw. im wesentlichen die gleiche bei den so sehr verschiedenen Organismen sei, daß die einfache Zelle der Hefepilze die gleichen Fermente aus den verschiedenen Vitaminen bildet, ja, daß die Regulation des chemischen Bauplans durch oder besser vermittels der Vitamine schon bei ganz niederen Organismen zu einer prinzipiellen Übereinstimmung mit dem Zellstoffwechsel der höchsten Tiere und des Menschen gekommen sei.

Ganz anders steht es mit den Hormonen. Wenn man die Rolle und das Vorkommen der Hormone bei niederen Tieren im Vergleich zu den Säugern betrachtet, dann sieht man förmlich, wie sich das hochdifferenzierte System der hormonalen Regulierung bei Säugern langsam entwickelt, wie ein System der Beherrschung, der Zusammenfassung und Korrelation der Teile des Organismus aufgebaut wird, das in seiner Art ebenbürtig neben die Beherrschung des Organismus durch die nervale Regulation des Zentralnervensystems tritt, wobei zu beachten ist, daß das ganze hormonale System offensichtlich durch eine weitgehende Differenzierung ursprünglicher neurosekretorischer Tätigleit von Teilen des ZNS entstanden ist. Betrachten wir z. B. das Adrenalin, das schon bei den niedersten Organismen, den Protozoen, nachgewiesen worden ist; bei Würmern und Mollusken hat es Wirkung auf die Schlagfolge des Herzens, aber noch keine auf den Kohlehydrathaushalt, und erst bei den Wirbeltieren scheint die vielfache Aufgabe der Regulierung der Blutverteilung und der Mobilisierung des Zuckers erreicht zu sein. Ähnliches gilt – soweit unsere Kenntnis reicht – für andre Hormone. Es scheint fast so, als ob im Anfang mehr zufällig ein „Wirkstoff" entsteht mit irgend einer mehr oder minder lebenswichtigen Einwirkung und Beeinflussung irgendwelcher Zellen und Organe des Körpers und daß dann die Organismen im Laufe der Phylogenese die reaktionsfähigen Gewebe auf die Wirkstoffe aufbauen und entwickeln, so daß im Anfang relativ einfache, zum Schluß aber die so hochentwickelten Beziehungen der Hormone und des innersekretorischen Systems im Wirbeltierkörper entstehen. Die Anlage und der erste Beginn hormonaler Regelung ist ja uralt (daher sind auch die Hormone nicht artspezifisch), aber zunächst primitiv, und sie wird erst im Lauf der Entwicklung zu ihrer Hochform bei den am höchsten ausgebildeten Organismen gesteigert. Mit der langsamen Entwicklung des hormonalen Systems im Lauf des Entwicklungsgeschehens aber hängt es zusammen, daß der Begriff der „Hormone" heute noch kein scharfer ist! Ich möchte glauben, daß man die Hormone nach ihrer Natur und der Art ihrer Arbeitsweise einmal wird von den Vitaminen noch deutlicher abgrenzen können, ganz abgesehen von der Frage der Entstehung innerhalb oder außerhalb des Tierkörpers, die jetzt als wesentliche Unterscheidung gilt; viel schwerer wird aber die Abgrenzung von den Wirkstoffen der niederen Organismen mit ihren noch einfachen uncharakteristischen Hormonsystemen sein, da ja hier mitunter die gleichen Stoffe (z. B. Adrenalin) wirksam sein können, einmal als Glied relativ einfacher Beziehungen, einmal als Bestandteil eines hochentwickelten Systems gegenseitiger Bindungen.

Eine Unterstützung zur Abgrenzung kann dabei der *Ort* der Entstehung des Wirkstoffes sein. Es gibt „Vollhormone", die man als Endglieder der phylogenetischen Entwicklung des innersekretorischen Systems ansehen kann, die in eignen innersekretorischen Drüsen im Organismus gebildet werden, dann aber neben der Gruppe der Neurohormone auch „Hormone" oder „hormonartige" Stoffe, wie z. B. das „Sekretin" der Dünndarmschleimhaut, das in nicht drüsigem Gewebe entsteht; man hat solche Stoffe als aglanduläre Gewebshormone bezeichnet, die auch die Aufgabe haben, als „chemische Sendboten" die Zusammenarbeit der einzelnen Organe des Körpers zu gewährleisten. Meist gilt für solche nicht in Drüsen gebildeten Gewebshormone aber, daß ihre Wirksamkeit dem Ort der Entstehung nahe liegt, daß ihre Wirksamkeit also mehr lokal begrenzt erscheint wie z. B. beim Acetylcholin, Histamin, Kallicrein oder dem Automatin des Herzens, und schließlich hat man auch Wirkstoffe, die im Innern der Zellen ihre Wirksamkeit ausüben, als „Zellhormone" bezeichnet; doch kann man hier kaum noch von chemischen „Sendboten" sprechen, wenn auch Entstehungs- und Wirkort an verschiedenen Stellen des Zellgefüges liegen dürfte. Eine andre Art der Abgrenzung liegt in der *Art* ihrer Entstehung; wir wissen, daß bestimmte Stoffwechselzwischen- und -endprodukte, wie z. B. die überall im Stoffwechsel der Gewebe entstehende CO_2, die *Starling* auch als Hormon bezeichnet hat, noch vor ihrer Eliminierung aus dem Körper eine sehr wichtige Aufgabe erfüllen, dadurch, daß z. B. der CO_2-Gehalt des Blutes maßgebende Bedeutung für die Erregung des Atemzentrums und damit für die Regulierung und Beherrschung der Atmungsfunktion des Organismus besitzt. Trotzdem würden wir die Kohlensäure kaum Hormon nennen. Wo man die neuerdings bekannt gewordenen, die Uterusmuskulatur anregenden *Prostataglandine*, die offenbar manche Wirkungen im Körper ausüben, einreihen wird, muß die Zukunft lehren. Es würde also bei dem Begriff des „Hormons" einmal die Entstehung in innersekretorischen Drüsen und zweitens ihre Entstehung zu dem Zwecke der Erfüllung einer Aufgabe hinzukommen.

Man könnte also die Drüsenhormone des Menschen und der

Wirbeltiere vorerst definieren als „organische, in innersekretorischen Drüsen in geringen Mengen eigens gebildete Stoffe, die durch das Blut an auf sie abgestimmte, meist entfernt gelegene Erfolgsorgane herangetragen werden, welche sie zum Zustandekommen von Korrelationen im Organismus zu beeinflussen bestimmt sind." Damit ist freilich nur eine sehr allgemeine Aus-

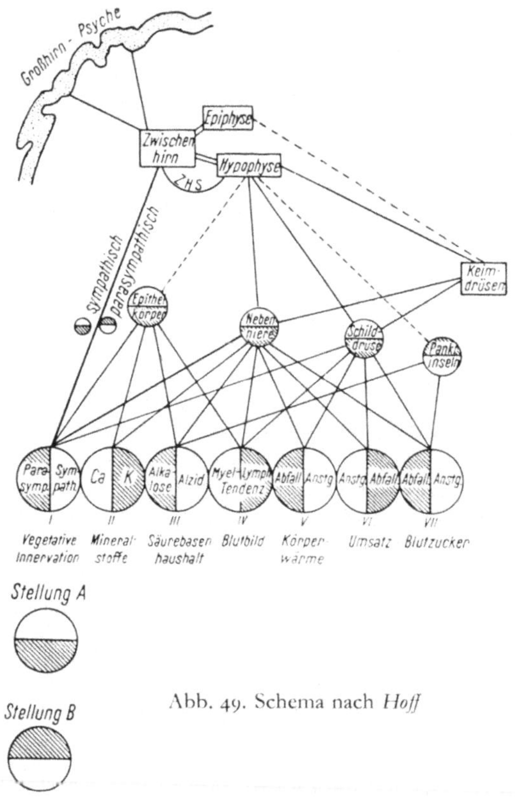

Abb. 49. Schema nach *Hoff*

sage gemacht. Weiter in der Erkenntnis der Hormone werden wir kommen, wenn wir über die Art ihrer Wirkung etwas mehr unterrichtet sind, über ihre Bedeutung bei den höheren Wirbeltieren und beim Menschen aber bestehen keine Zweifel. Abb. 49 mag ein Bild unserer Vorstellungen über das hormonale System, seine Beziehungen zum Zentralnervensystem und seine Einwirkungen auf das Körpergeschehen geben.

Hormone und Seelenleben

Die Herkunft von den Neurohormonen und die nahe Beziehung zum autonomen Nervensystem machen die Bedeutung der Hormone für das Seelenleben und den Charakter eines Menschen – und der höheren Tiere, soweit man hier von Seelenleben und Charakter reden kann – verständlich. Die Hormone beeinflussen ja nicht nur die körperlichen Vorgänge, das Zusammenarbeiten der inneren Körperorgane, sondern wir haben an manchen Stellen unseres Büchleins von einem ganz wesentlichen Einfluß der Hormone auf Charakter, Temperament und Seele eines Menschen sprechen müssen. Besonders deutlich war dies bei der Schilddrüse, deren mangelhafte Arbeit zu Schläfrigkeit, Trägheit bis zu Stumpfsinn und Idiotie führt. Die Kranken sind schläfrig, leicht ermüdbar, oft niedergeschlagen und unzufrieden, leiden an Sinnestäuschungen und Wahnvorstellungen, bis schließlich völlige Geistesgestörtheit, Stumpfsinn und Idiotie eintreten kann; umgekehrt führt ein Zuviel des Schilddrüsenhormons zu den Krankheitsbildern der Basedowkrankheit, die sich in Übererregbarkeit des Nervensystems, Aufgeregtheit, Angstzuständen, daneben Ideenflucht, Rastlosigkeit sowie in Tobsuchtsanfällen und Halluzinationen äußern können. Wir haben schon bei Besprechung der Schilddrüse und ihrer Wirkung darauf hingewiesen, daß diese Folgen sich erklären lassen durch eine Beeinflussung des Stoffumsatzes in Nerven, Rückenmark und Gehirn. Das Schilddrüsenhormon steigert die Verbrennungsprozesse im Nervensystem, dadurch wird die Erregbarkeit der Nerven erhöht, die stoffliche Umsetzung in den Nerven gesteigert und beschleunigt, und Hand in Hand damit erscheinen die Folgen seelischer Art, Veränderung von Temperament, geistiger Impulsivität, Auffassungsschnelligkeit, und schließlich auch von Charakter und Persönlichkeit. Die Wirkung des Hormons ist also ersichtlich eine indirekte, eine Folge der Beeinflussung der Nerven und der nervösen Vorgänge durch die Einwirkung des inneren Sekrets. Seelische Eigenschaften liegen nicht in der Natur eines Drüsenstoffes. Sehr wohl aber vermag ein Hormon in Ausbildung und Entwicklung des Nervensystems oder in Tätigkeit und Arbeitsweise der Nerven fördernd und hemmend einzugreifen und damit die seelische Verfassung eines Menschen oder eines Tieres durchgehend zu verändern. Mit am eindeutigsten zeigen sich hier die Wirkungen der Keimdrüsenhormone. Gelingt es beim Tier, z. B. beim kastrierten männlichen Meerschweinchen, durch Einpflanzen fremder Eierstöcke Mutterinstinkte wie Säuge- und Pflegetrieb zu entwickeln und die Tiere auch seelisch aus Männchen zu weiblichen Tieren zu machen, oder sieht man, wie bei Tier und Mensch die Phasen der Entwicklung beherrscht werden von den Hormonen der Keimdrüse, so läßt sich hier an einem wirklich durchgreifenden Einfluß der Hormone auf die Persönlichkeit gar nicht zweifeln. Die seelische Besonderheit eines Menschen in Kindheit-. Jugendalter, Reife und Alter sind zum großen Teil bedingt durch das wechselnde Ausmaß und die Menge der im Körper kreisenden Keimdrüsenhormone, und die Störungen der Wechseljahre, die sich seelisch in Reizbarkeit und gedrückter Stimmung geltend machen, sind in gleicher Weise hormonal verursacht wie z. B. die tiefgreifenden seelischen Veränderungen bei Kastration, also bei der Entfernung der Keimdrüse aus dem Körper. Schon die Experimente von *Berthold* in Göttingen zeigten den wesentlichen Einfluß der männlichen Geschlechtshormone auf die Psyche der untersuchten Vögel, als er 1849 Hähne kastrierte und sie dadurch in ihrem Verhalten zu ruhigen unterwürfig reagierenden Tieren machte, und dann ihre Kampf- und Angriffslust durch Wiedereinpflanzen ihrer Hoden neu erweckte. Das dabei dem Körper entzogene, dann wieder zur Wirkung kommende Hormon ist, wie wir jetzt wissen, das Testosteron, das anabol aufbauend, Muskel kräftigend wirkt und dazu Angriffslust und Kampfbereitschaft erweckt. Die gleiche Wirkung kann auch von der Nebennierenrinde ausgehen, die neben den Gluco- und Mineralocorticoiden auch androgene Hormone bildet. So kann bei Nebenrindentumoren der Frau Veränderung des Charakters zu männlicher Angriffslust beobachtet werden, eine Veränderung, die in gemäßigter Form auch als Auftreten vermännlichter Charakterzüge in der Menopause bei vielen Frauen auftreten kann, da hier das Mengenverhältnis östrogener und androgener Hormone sich zu Ungunsten der weiblichen Hormone ändert. Hier kann man sich des Gedankens nicht erwehren, daß die heutige Betonung und Förderung der Sexualität unter anderem auch die Aggressivität der Menschheit steigern muß.

Neben Keim- und Schilddrüse lassen sich auch bei anderen innersekretorischen Drüsen vor allem dann Einflüsse auf Charakter und Seelenleben nachweisen, wenn das normale Geschehen im Krankheitsfall gestört ist, und zwar können Veränderungen des Charakters bis zu Wahnsinn und Tobsuchtsanfällen beobachtet werden. Besonders ist dies bei Störungen des Zuckerstoffwechsels der Fall und zwar sowohl, wenn der Blutzucker zu niedrig, wie wenn er zu hoch ist. Wenn z. B. durch einen Pankreastumor zuviel Insulin ausgeschüttet oder durch Zerstörung der Nebennierenrinde in der Addisonschen Krankheit die Glucocorticoide ausgeschaltet werden, kann es zu Angst, Reizbarkeit, Halluzinationen und Wahnvorstellungen kommen, die zu verbrecherischen Handlungen bis zum Totschlag führen können. Ähnliche Störungen und Veränderungen des Charakters können auch bei Kalciummangel bei Erkrankung der Nebenschilddrüse und Ausfall des Parathormons beobachtet werden, und auch weitgehendes Abweichen des Kaliums von der Norm z. B. durch Veränderung der Nebennierenrindentätigkeit können sich psychisch verhängnisvoll auswirken. Diese weitgehenden Einwirkungsmöglichkeiten des Zucker-Kalzium- und Kaliumhaushaltes, dessen Störungen neben Fehlleistungen des innersekretorischen Systems auch durch andre Ursachen, z. B. durch falsche Diät ausgelöst sein können, lassen sich vielfach durch Zugabe der fehlenden Stoffe beheben. So kann man bei Blutzucker-Kalzium- oder Kaliummangel durch Injektion dieser Stoffe mitunter recht drastische Erfolge erzielen. Wie denn überhaupt die chemische Einregulierung des Körperhaushaltes bei solchen Fehlleistungen ein hoffnungsvolles Gebiet ärztlicher Fürsorge darstellt, die sich natürlich nicht auf die Gabe einfacher Stoffe beschränkt. So kann man durch Vitamin-, Hormon- oder Fermentgaben oral oder durch Injektion die Körperfunktion normalisieren und damit auch die seelischen Schäden wieder beheben. Auch Förderung und Hemmung im Körper vorhandener Enzyme durch aktivierende und hemmende Stoffe spielen dabei eine Rolle.

Weitere innersekretorische Drüsen, deren Tätigkeit auch auf

die seelische Natur des Menschen Einfluß haben, sind die Hypophyse, deren Erkrankung z. B. bei der Fröhlichschen Krankheit Schläfrigkeit, Arbeitsunlust nach sich zieht, wie es der dicke Junge in *Dickens* Pickwickier zeigt, die aber auch zu Geistesstörungen und schweren seelischen Schädigungen führen kann.

Ferner kommt natürlich auch das Nebennierenmark in Frage mit seinem Adrenalin, das unter anderem die Aufgabe hat, die Erregbarkeit des Nervensystems zu steigern, wie ja auch das Sympathische Nervensystem in Wut und Erregung die Ausschüttung des Adrenalins im Blut vermehrt und damit gleichzeitig die Leistungsfähigkeit des Körpers und der Muskeln zu Zeiten der Gefahr steigert. Freilich kann dabei die Erregung des Nervensystems auch in Angst umschlagen. Typische Angstzustände sind bei erhöhter Adrenalininjektion zu beobachten, die dann durch Kalziumgaben wieder behoben werden können. Adrenalin im Übermaß kann auch zu Geistesstörungen selbst bei gesunden Menschen führen, während ein leichter Adrenalinanstieg im Blut oft als angenehme Spannung empfunden wird, wie dies wohl durch den Anblick von Kriminal- und Westernfilmen im Fernsehen vermittelt wird.

Die Wirkung der Hormone auf Charakter, Temperament und geistige Struktur eines Menschen darf gewiß nicht gering veranschlagt werden. Dabei können nicht nur körperliche Zustände wie Veränderungen des hormonalen Gleichgewichts seelische Folgen auslösen, sondern auch umgekehrt können psychische Erlebnisse Wirkungen auf das System der innersekretorischen Drüsen haben. So ist bekannt, daß seelischer Schock Erkrankungen der Schilddrüse bewirken und zu Hyperthyreosen führen kann.

Körper und Geist können sich gegenseitig beeinflussen. Sie bilden eine Einheit und bedingen so das Rätsel der „Persönlichkeit". Wir sind gewohnt, schon aus dem Aussehen eines Menschen, aus seiner körperlichen Beschaffenheit Rückschlüsse auf seine seelische Eigenart, seine geistigen Eigenschaften zu ziehen, und meist werden wir uns darin nicht täuschen. Körperliche und geistige Eigenschaften sind in den meisten Fällen miteinander „gekoppelt", um in der Sprache der Vererbungswissenschaft zu reden. Aus der Körpergestalt, den Gesichtszügen, dem „Erscheinungsbild" eines Menschen lassen sich begründete Annahmen über seine seelischen Eigenschaften machen. Körper und Seele gehören eben irgendwie in einem Gesamtbild zusammen, und man hat auch gesagt, die Seele schaffe sich ihren Körper, und umgekehrt, der Körper hat Einfluß auf die Seele. Wir kennen den hochwüchsigen, schlanken, willensbetonten, den breitschultrigen, rundlichen, gemütvollen Menschen, und wir wissen, daß in den verschiedenen Rassen des Menschengeschlechts körperlich-seelische Grundzüge in charakteristischer Weise miteinander gekoppelt sind, so daß wir imstande sind, „Typen" aufzustellen, die gleichzeitig die seelischen und körperlichen Wesenszüge dieser Rassen zu einem Gesamtbild zusammenfassen. Es ist sicher, daß an dem Zustandekommen eines solchen „Rassenbildes" der Wirkung der innersekretorischen Drüsen ein nicht unbeträchtlicher Anteil zukommt. Es wäre eine verlockende Aufgabe der Zukunft, hormonal bedingte Verschiedenheiten einzelner Menschenrassen nachzuweisen und ihren Anteil an dem Zustandekommen der verschiedenen Rassentypen herauszuheben und zu beweisen. Aber das ist ein schwieriges und mit Vorsicht zu behandelndes Gebiet. Vorläufig müssen wir noch an Tierversuchen lernen, wieweit eine Veränderung des innersekretorischen Systems zu rassenmäßigen Unterschieden führen kann. (Vor allem an Haustieren sind solche Untersuchungen gemacht worden. Es gibt manche Hunderassen, denen man die Überfunktion der Schilddrüse förmlich ansieht.)

Zu der Frage des Primäranstoßes der Reaktionsketten, die von den Hormonen in Gang gesetzt werden (s. S. 166) ist neuerdings durch die Verleihung des Nobelpreises für Medizin an *W. Sutherland* eine durch zahlreiche Befunde unterstützte Theorie der Hormonwirkung anerkannt und ausgezeichnet worden, die zunächst für die Hormone des Zuckerstoffwechsels und wohl auch für die anderen Hormone von großer Bedeutung sein dürfte. *Sutherland* und Mitarbeiter hatten gefunden, daß bei der hormoninduzierten Glykogenolyse (S. 37) in Leberzellen ein starker Anstieg von zyklischem Adenosinmonophosphat = AMP auftritt, das seinerseits auslösende Wirkungen auf Fermentketten sowie andere Regulationsmechanismen ausübt. AMP ist danach als ein Vermittler der im einzelnen sehr verschiedenen Reaktionsketten zu betrachten. Dabei dürfte die Bildung des AMP durch ein Ferment der Zellwand, einer „Adenylcyclase" vor sich gehen, die durch das im Blut herangeführte Hormon aktiviert wird. Dadurch wird das Ferment befähigt, aus dem allgemein in der Zelle vorhandenen energiereichen Adenosintriphosphat ATP durch Abspaltung von Phosphorsäuren das Adenosinmonophosphat AMP herzustellen.

Nach alledem, was wir von den Hormonen erfahren haben, können wir wohl sagen, daß sie eine ungemein wichtige Aufgabe im Leben des Menschen und der höheren Tiere zu erfüllen haben, daß sie ein Mittel darstellen, mit dem der Organismus seine Lebenseinheit herzustellen und zu wahren vermag, indem er sie neben dem Nervensystem als Regler und Beherrscher der Tätigkeit der Körperorgane verwendet und deren Arbeit zu einem harmonischen Ganzen zusammenfügt. Die Hormone sind ein „Mittel", ein Werkzeug in der Hand dessen, was wir „Lebewesen, Organismen" nennen, zur Wahrung seiner Eigenart als körperlichseelisches Wesen im Rahmen der belebten Natur. Die Hormone sind ein Mittel, und das trifft den Kern der Sache, ein Werkzeug des Lebens. Nicht die Hormone, die wir studieren und deren Wirken wir aufzeigen können, sind das Rätselhafte. Das Rätselhafte ist und bleibt die Antwort der lebenden Zellen und Körperorgane, die sich auf solche Reizstoffe eingestellt haben und darauf antworten, und darüber hinaus bleibt uns unfaßbar das Rätsel des Lebens selber, das wir verkörpert finden in der Leib-Seele-Natur eines „Organismus", eines „Lebewesens".

Verständliche Wissenschaft